Dr. Nicole Schaenzler

Gesund leben im Säure-Basen-Gleichgewicht

- Mit Sofortprogramm gegen Übersäuerung
- Selbsttest, Rezepte und Tipps

Weltbild

Veränderte Lizenzausgabe mit freundlicher Genehmigung
des Urania Verlages
in der Verlag Kreuz GmbH

Bezugsquelle der pH-Indikatorstäbchen:
VWR International GmbH, Ismaning
Projektleitung der Lizenzausgabe: Götz Fuchs
Umschlaggestaltung: Vierthaler & Braun, München
Umschlagmotiv: Stockfood, München
Gesamtherstellung: Bagel Roto-Offset GmbH, Schleinitz
Printed in the EU
ISBN 978-3-8289-2227-3

2009 2008 2007
Die letzte Jahreszahl gibt die aktuelle Lizenzausgabe an.

Besuchen Sie uns im Internet:
www.weltbild.de

Inhalt

Der **Übersäuerung** entgegenwirken

Etwa 80 Prozent der Erwachsenen sind von einer latenten oder chronischen Übersäuerung betroffen – meist, ohne es zu wissen. Dabei ist es recht einfach, der Überlastung des Körpers mit Säuren entgegenzuwirken.

Ein ausgeglichener Säure-Basen-Haushalt ist eine Grundvoraussetzung dafür, dass unser Stoffwechsel und alle organischen Prozesse im Körper reibungslos funktionieren. Befindet sich das Verhältnis zwischen Säuren und Basen im Gleichgewicht, ist eine wesentliche Bedingung für Gesundheit und Wohlbefinden geschaffen. Die Organe, das Gewebe – letztlich jede einzelne Zelle – können nun optimal mit Sauerstoff und Nährstoffen versorgt werden. Eine straffere Haut, glänzende Haare, Fitness und Leistungsfähigkeit danken es uns.

Ist die Balance zwischen Säuren und Basen gestört, kommt es zu einer Übersäuerung des Körpers, auf deren Boden auf Dauer Befindlichkeitsstörungen, aber auch ernste Erkrankungen entstehen können. Selbst, wenn bereits eine medizinische Therapie eingeleitet ist, verliert sie ihre Wirkung, wenn nicht parallel für Harmonie im Säure-Basen-Haushalt gesorgt wird.

Für eine bessere Lebensqualität

Mit diesem Buch will ich Sie zum einen über die Ursachen und Auswirkungen einer Übersäuerung auf den menschlichen Organismus aufklären. Zum anderen möchte ich Ihnen Anregungen und praktische Tipps an die Hand geben, wie Sie die Übersäuerung erfolgreich bekämpfen und Ihren Körper dauerhaft in eine Säure-Basen-Balance bringen können. Die dazu notwendige Umstellung der Ernährung und eine aktivere Lebensführung werden, so hoffe ich, Ihre Lebensqualität nachhaltig verbessern.

Dr. Nicole Schaenzler

Säuren machen krank, **Basen** gesund

Mit der Nahrung und den Getränken, aber auch – in geringerem Umfang – mit dem Atem führt sich der Mensch Säuren und Basen zu, die dann im Organismus verstoffwechselt werden. Säuren und Basen sind lebenswichtig, denn sie sind unverzichtbar für den ungestörten Ablauf aller biochemischer Prozesse.

- *So entsteht eine Übersäuerung*
- *So wirken Säuren und Basen zusammen*
- *Special: Wie übersäuert sind Sie?*

So entsteht eine **Übersäuerung**

Viele Wissenschaftler gehen davon aus, dass die Hauptursache für die Störung des Säure-Basen-Gleichgewichts in unserem Körper in der »modernen« Ernährung zu suchen ist. Hierbei muss man sich vor Augen führen, dass sich die Ernährungsweise des Menschen in einer Evolutionsgeschichte von mehreren Millionen Jahren entwickelt hat.

Unsere Vorfahren haben sich mit Sicherheit auch mehr bewegt als wir. Ohne Jagen und Sammeln blieb der Magen leer. Und Bewegung fördert nachweislich den Säureabbau.

Unser verändertes Essverhalten

Unsere Vorfahren nahmen bis vor nicht allzu langer Zeit ausschließlich Nahrungsmittel aus der natürlichen Umgebung zu sich. Erst seit etwa 10000 Jahren wurde die Nahrung durch Ackerbau und Züchtung gezielt verändert und erst seit sehr kurzer Zeit werden Lebensmittel industriell hergestellt und hierbei mit einer Menge künstlicher Zusätze versehen: Emulgatoren, Trennungsmittel, Konservierungsstoffe, Farb- und Aromastoffe, (viel) Salz und (viel) Zucker. Kurzum: Die meisten unserer Nahrungsmittel sind alles andere als natürlich.

Vergleicht man nun unseren Speiseplan mit dem eines Steinzeitmenschen, so finden wir heute vor allem einen übermäßig hohen Anteil an tierischem Eiweiß, Fetten, Einfachzuckern, Natrium und Chloriden (allesamt Säurebildner) und einen Mangel an (den Basen bildenden) Ballaststoffen sowie Kalzium und Kalium.

Demgegenüber haben sich jedoch weder der Verdauungsapparat des Menschen noch seine gesamte Physiologie verändert. Wir sind in dieser Hinsicht immer noch Steinzeitmenschen, muten unserem Körper aber eine völlig andere Nahrungszusammensetzung zu, der er häufig nicht gewachsen ist.

Die Magensäure ist durch ihren hohen Gehalt an Salzsäure eine der stärksten bekannten natürlichen Säuren. Sie greift aber normalerweise die Magenwand nicht an, weil diese durch die Schleimhaut geschützt wird.

Was sind Säuren?

Chemisch gesehen sind Säuren Verbindungen, die positiv geladene Wasserstoffionen (H) enthalten. Geraten sie in eine wässrige Lösung bzw. Flüssigkeit, geben sie ihre Wasserstoffionen ab. Es entsteht ein saurer Geschmack. Die Säure ist umso stärker, je mehr

Diese Säuren entstehen im Körper

Auslöser	Gebildete Säure(n)
Fleisch, Wurst	Harn-, Schwefel-, Salpetersäure
Zucker, Süßwaren, Limonaden, Weißmehl	Essigsäure
Colagetränke	Phosphorsäure
Tierische Fette	Fettsäuren
Kaffee, Schwarztee	Gerbsäure
Wein	Schwefelsäure, Weinsäure
Kohlensäurehaltige Getränke	Kohlensäure
Zigaretten	Nikotinsäure
Körperliche Überanstrengung	Milchsäure
Stress	Salzsäure

Wasserstoffionen sie enthält und in der chemischen Reaktion abgeben kann.

Eine sehr starke Säure ist zum Beispiel Salzsäure (HCl). Im Magensaft ist sie in einer Konzentration von 0,3 bis 0,5 Prozent enthalten und unverzichtbar für die Verdauung. Gerät aber hochkonzentrierte Salzsäure auf die Haut, entstehen starke Verätzungen. Eine sehr schwache Säure ist etwa die Kohlensäure (H_2CO_3), die Limonaden zugesetzt wird.

Sind Säuren immer ungesund?

Nein, wie fast überall kommt es auf die Menge an. So verdeutlicht das Beispiel Magensäure, dass Säuren für den Körper unverzichtbar sind. Auch andere Körpergewebe sind leicht sauer, wie etwa der Schweiß, der wichtig für den Säureschutzmantel der Haut ist, indem er Keime abwehrt. Die gleiche Funktion hat auch das leicht sauere Milieu des Scheidensekrets. Kritisch wird es erst, wenn die physiologisch recht eng vorgegebenen Grenzen des pH-Wertes, mit dem der Säuregrad gemessen wird, überschritten werden. Dies ist dann der Fall, wenn dem Körper mehr Säuren zugeführt werden, als er ausscheiden oder durch Basen neutralisieren kann.

Wie gelangen Säuren in den Organismus?

Die Hauptquelle von Säuren stellt die Ernährung dar. Nahrungsmittel und Getränke sind mehr oder weniger säurehaltig – wobei dies weniger mit dem Geschmack als vielmehr mit ihrer biochemischen Zusammensetzung zu tun hat. Besonders säurereich – oder besser gesagt: Säure bildend – ist tierisches Einweiß (Protein), wie es in Fleisch, Wurstwaren, Eiern, Hartkäse usw. enthalten ist.

Wasser besteht aus Wasserstoff (H) und Sauerstoff (O). Ein Wassermolekül (H_2O) kann sowohl Wasserstoffionen als auch OH-Ionen abgeben. Es reagiert also weder basisch noch sauer, sondern neutral. Mit Wasser kann man sowohl Basen als auch Säuren verdünnen und neutralisieren.

Proteine (Eiweiße)

Proteine sind langkettige Verbindungen von Aminosäuren, die im Wesentlichen aus Sauerstoff (O), Wasserstoff (H), Kohlenstoff (C) und Stickstoff (N) gebildet werden. Unser Körper ist darauf angewiesen, dass ihm von außen Proteine zugeführt werden – allerdings reichen ihm hier relativ geringe Mengen.

Denn zwölf der heutzutage 20 bekannten verschiedenen Aminosäuren kann der Körper selbst herstellen (diese zwölf nennt man deshalb »nicht essenziell«, das bedeutet »nicht lebensnotwendig«). Bei acht der lebensnotwendigen (»essenziellen«) Eiweißverbindungen ist unsere

Organismus auf eine regelmäßige Lieferung von außen angewiesen. Hierbei beträgt die erforderliche Tagesmenge nur ungefähr 15 Gramm. Alles was darüber liegt, muss vom Körper neutralisiert und ausgeschieden werden und stellt somit eine Belastung für den gesamten Organismus dar.

Fette

Auch viele Fette wirken im Körper Säure bildend, hier sind insbesondere tierische Fette und gehärtete Fette (zum Beispiel Margarine) zu nennen, die aus den so genannten einfach gesättigten Fettsäuren bestehen. Pflanzliche Fette (Öle) bestehen hingegen aus einfach oder mehrfach ungesättigten Fettsäuren und wirken im Körper neutral, tragen also nicht zu einer Übersäuerung bei.

Kohlenhydrate

Ihre Säurebilanz hängt von ihrer Struktur ab. Weißer, raffinierter Zucker, wie er in Süßigkeiten, Weißmehl und Stärke enthalten ist, ist zwar für sich genommen weder sauer noch basisch, sondern neutral, bei der Verdauung ist er allerdings sehr schnell aufgespalten und reagiert sauer. Typische Folge: Wir leiden an Sodbrennen nach dem Genuss von zu viel Süßem.

Was sind Basen?

Basen (auch Laugen genannt) sind die Gegenspieler der Säuren. Es handelt sich um chemische Verbindungen, die in einer wässrigen Lösung negativ geladene Hydroxylionen (OH^-), also ein Wasserstoff- und ein Sauerstoffion, abgeben. Je mehr OH-Ionen eine Base freisetzt, umso stärker ist sie. Gibt man eine Base in eine saure Lösung, wird der Säuregrad durch die Freisetzung der OH-Ionen gesenkt oder neutralisiert – die negativ geladenen H-Ionen der Base »fangen« die positiv geladenen H-Ionen der Säure ein.

Zu einem Basenüberschuss kann es auch durch Hyperventilation (Hechelatmung) kommen. Es wird durch eine extrem schnelle und flache Atmung mehr Kohlendioxid abgeatmet als Sauerstoff aufgenommen.

Gibt es auch ein Zuviel an Basen?

Im Unterschied zu Säuren kann der Körper Basen nicht unbegrenzt selbst herstellen. Er ist vielmehr darauf angewiesen, dass wir ihn mit basischen Lebensmitteln und für die Basenbildung wichtigen Mineralstoffen und Spurenelementen (Kalzium, Natrium, Kalium, Chlor, Phosphor; Magnesium, Eisen, Zink) von außen versorgen. Ein Basenüberschuss kommt deshalb äußerst selten vor.

Seltene Ausnahmefälle

Basenüberschüsse, die so stark sind, dass sie eine Gesundheitsgefahr darstellen, so genannte Alkalosen, sind in jedem Fall Begleiterscheinungen von ernsten Erkrankungen wie der Leberzirrhose, schwerer Lungenerkrankungen, einer krankhaften Überproduktion von Hormonen der Nebennierenrinde, aber auch eines Missbrauchs von Abführ- oder Entwässerungsmitteln. Diese Erkrankungen gehören unbedingt in ärztliche Behandlung.

So **wirken** Säuren und Basen **zusammen**

Wie gesagt: Unser Körper benötigt sowohl Säuren als auch Basen. Um das in den jeweiligen Geweben physiologische (gesunde) Verhältnis von Säuren und Basen aufrecht zu erhalten, verfügt unser Organismus über verschiedene ausgleichende Mechanismen. Die Säure-Basen-Balance ist also nicht einfach hergestellt, wenn das Verhältnis 50 zu 50 beträgt.

Um ihre Aufgaben optimal erfüllen zu können, benötigen die unterschiedlichen Organ- und Funktionssysteme im Körper ganz spezifische pH-Bedingungen. Sind diese Werte gewährleistet, dann sind und bleiben wir gesund und vital. Werden die entsprechenden pH-Bereiche unter- oder überschritten, ist das die Grundlage für eine Vielzahl von Krankheiten – umso mehr, je dauerhafter und je stärker das Ungleichgewicht vorliegt.

Der Säuregrad oder pH-Wert

Der pH-Wert ist ein Maß dafür, wie sauer oder basisch (alkalisch) eine wässrige Lösung ist. In der Abkürzung »pH« steht das »p« für Potenz und das »H« für Wasserstoff. Die pH-Skala reicht von 0 bis 14. Je niedriger der pH-Wert ist, umso saurer ist die Flüssigkeit.

Jedes Gewebe und jedes Flüssigkeit in unserem Körper hat ein eigenes pH-Optimum. So liegt das pH-Optimun in der Magensäure bei einem stark sauren Wert von 2. Bei diesem Wert kann zum Beispiel das eiweißspaltende Enzym namens Pepsin seine beste Wirkung entfalten. Im Dünndarm sollte hingegen ein basisches Milieu mit einem pH-Wert zwischen 8 und 10 herrschen, hierbei arbeitet das Enzym Trypsin am besten.

Verändert sich der pH-Wert nur geringfügig, verändern sich die Bedingungen für die biochemischen Reaktionen, die fortwährend in unserem Organismus ablaufen, dramatisch. Dies liegt vor allem daran, dass die Stoffe, die alle Körperreaktionen steuern, nämlich die Enzyme, extrem vom pH-Wert abhängen.

Special: Wie **übersäuert** sind Sie?

Naturheilärzte gehen davon aus, dass heute bei bis zu 80 Prozent der erwachsenen Bevölkerung das Säure-Basen-Verhältnis aus dem Gleichgewicht geraten ist. Hierbei handelt es sich bei den jüngeren vor allem um eine latente Übersäuerung, die noch wenige Beschwerden bereitet. Je länger die Übersäuerung jedoch andauert, desto mehr sammeln sich im Körper Schlacken an und desto stärker sind die Folgen spürbar.

Heute findet man häufig bereits bei Kindern eine Übersäuerung. Die Ursachen: Fastfood, Cola- und Limonadengetränke, zu viel Süßigkeiten, zu wenig Obst und Gemüse sowie zu wenig Bewegung.

Der Selbstcheck

Die folgende Checkliste ermöglicht es Ihnen, Ihr persönliches Übersäuerungsrisiko einzuschätzen. Nehmen Sie sich ein paar Minuten Zeit und beantworten Sie alle Fragen ehrlich und ohne sich selbst zu täuschen:

Frage	stimmt	stimmt nicht
1. Ich fühle mich nicht mehr so vital und leistungsfähig wie früher.	❑	❑
2. Ich bin häufig unkonzentriert und vergesslich.	❑	❑
3. Ich nehme sehr schnell an Gewicht zu.	❑	❑
4. Ich kann schwer einschlafen und/oder wache nachts häufig auf und/oder werde morgens viel zu früh wach.	❑	❑
5. Ich schwitze nachts stark, mein Körpergeruch ist manchmal unangenehm.	❑	❑
6. Ich leide an unerklärlichen Stimmungsschwankungen und/oder Depressionen.	❑	❑
7. Meine Hautfarbe ist gelblich fahl, die Haut ist schlaff und faltig.	❑	❑
8. Ich habe häufig Rückenschmerzen und Gelenkbeschwerden.	❑	❑

Frage	stimmt	stimmt nicht
9. Ich neige zu Verstopfung und/oder Durchfall, Blähungen, Aufstoßen, Sodbrennen.	❑	❑
10. Mein Haar verliert an Spannkraft und Glanz, meine Fingernägel sind rissig und spröde.	❑	❑
11. Ich rauche.	❑	❑
12. Ich trinke öfter als 2-mal in der Woche Alkohol.	❑	❑
13. Ich esse täglich Fleisch und/oder Wurstwaren.	❑	❑
14. Ich treibe wenig bis keinen Sport.	❑	❑
15. Ich stehe oft unter Stress.	❑	❑

Auswertung

▶ Wenn Sie 2 oder mehr der Fragen mit »stimmt« beantwortet haben, ist die Wahrscheinlichkeit hoch, dass Sie bereits von einer Übersäuerung betroffen sind. Dies umso mehr, je größer die Anzahl ist.

▶ Wenn Sie zusätzlich auch an einer oder mehreren der folgenden chronischen Erkrankungen und Beschwerden (siehe dazu auch Seite 49 ff.) leiden, kann die Diagnose einer Übersäuerung schon fast als sicher gelten. Natürlich muss zusätzlich zu einer Entsäuerungstherapie auch immer eine etwaige Erkrankung ärztlich überwacht und behandelt werden!

Unseren Säurezustand erkennen wir meist auch an der Haut: Sie ist schlechter durchblutet, wirkt müde und verknittert – sie altert schneller.

Erkrankungen, die mit einer Übersäuerung einhergehen:

- Immunschwäche mit der Tendenz zu häufigen Infektionen
- Hauterkrankungen wie chronische Akne, Neurodermitis, Ekzeme
- Arthritis, also chronische, schmerzhafte Gelenkentzündungen
- Nierenerkrankungen
- Bluthochdruck und Arteriosklerose
- Allergien
- Diabetes mellitus (Zuckerkrankheit)
- Chronische Müdigkeit
- Bindegewebsschwäche
- Nierenerkrankungen
- Migräne und Kopfschmerzen
- Osteoporose (Knochenschwund)

Sie können auch Proben Ihres Urins in einem Labor untersuchen lassen. Adressen finden Sie im Branchenbuch oder im Internet. Sie können eine genaue Anleitung sowie einen Sammelbehälter anfordern. Die Kosten für eine Analyse belaufen sich auf etwa 50 Euro.

Messen Sie selbst: Sind Sie übersäuert?

Vor der Therapie steht bekanntlich die Diagnose. Ob Ihr Säure-Basen-Haushalt sich im Gleichgewicht befindet, können Sie relativ einfach selbst feststellen, indem Sie den Säuregehalt Ihres Urins messen.

Sie können diesen Test leicht zu Hause durchführen. Benutzen Sie dazu die Teststreifen, die am Ende dieses Buches beigelegt sind (pH-Bereich 2.0 – 9.0), oder besorgen Sie sich Teststreifen in Ihrer Apotheke. Auf den Teststreifen befinden sich drei Reaktionszonen mit speziellen Farbstoffen. Dadurch kann der im Urin vorkommende pH-Wert ermittelt werden. Achten Sie beim Kauf von Teststreifen darauf, dass auch eine starke Übersäuerung damit festgestellt werden kann. Gängige Produkte werden unter anderem von den Firmen Merck oder Macherey-Nagel (Madaus) hergestellt. Diese Tests können natürlich nicht die Analyse eines Arztes oder eines Labors ersetzen.

Die Durchführung des Tests

Eine einmalige Messung des Urins genügt jedoch nicht, da der Säuregehalt des Urins über den Tag hinweg stark schwankt. Notwendig sind vielmehr 5 verschiedene Messzeitpunkte:

- Um 7 Uhr direkt nach dem Aufstehen. Zu diesem Zeitpunkt ist der Säuregehalt des Urins relativ hoch, da über Nacht der Körper überflüssige Säuren ausscheidet. Ein normaler, gesunder pH-Wert liegt im leicht sauren Bereich zwischen 6,2 und 6,5. Ist er niedriger, also noch saurer, so könnte dies auf eine Übersäuerung hinweisen.
- Um 10 Uhr etwa 2,5 Stunden nach dem Frühstück. Ein gesunder pH-Wert sollte nun im leicht basischen Bereich liegen (etwa bei 7,4), da nach dem Frühstück durch die Basenflut die Säuren ausgeglichen werden.
- Um 12 Uhr vor dem Mittagessen. Der pH-Wert sinkt nun im Zug der Verdauung des Frühstücks wieder in einen leicht sauren Bereich zurück.
- Um 15 Uhr etwa 2 bis 3 Stunden nach dem Mittagessen. Es herrscht nun die gleiche Situation wie um 10 Uhr am Vormittag nach dem Frühstück. Der pH-Wert des Urins sollte zu diesem Zeitpunkt im leicht basischen Bereich liegen.
- Um 18 Uhr vor dem Abendessen sollte sich der Urin wieder im leicht sauren Bereich bewegen.

Der Körper scheidet nun die Säuren aus, die beim Stoffwechsel entstanden sind.

Wenn sich bei der Urinuntersuchung stark abweichende Werte ergeben haben und diese auch am Folgetag noch andauern, sollten Sie einen Arzt aufsuchen und den Säurewert des Blutes untersuchen lassen. Dieser Wert gibt nämlich auch Aufschluss darüber, wie es um den Säuregehalt in den Zellen und den Geweben bestellt ist.

Das müssen Sie bei der Messung beachten

- Am Testtag dürfen Sie keine Zwischenmahlzeiten zu sich nehmen, da sie die Werte sonst verfälschen würden.
- Messen Sie den Urin im »Mittelstrahl«. Hiermit ist gemeint, dass Sie erst ein wenig Urin ablassen sollten, bevor Sie den Teststreifen entweder direkt in den Urin halten oder ein wenig davon auffangen.
- Sie sollten am Testtag selbst wie auch am Tag davor keine basenhaltigen Mittel, wie Tabletten, Pulver und zusätzliche Mineralstoffe, einnehmen, weil auch hierdurch das Bild verfälscht würde.
- Versuchen Sie außerdem, sich zu den Mahlzeiten in der für Sie typischen, alltäglichen Weise zu ernähren.

Wie Sie Ihr Messergebnis interpretieren

Wenn Ihre Werte nur leicht, also 1 bis 2 Punkte von der Norm abweichen, ist dies noch kein Grund zur Beunruhigung. Möglicherweise standen Sie an dem betreffenden Tag etwas mehr unter Stress. Größere Abweichungen – insbesondere, wenn Ihr Urin an keinem der Messzeitpunkte im basischen Bereich ist – weisen darauf hin, dass Ihr Säure-Basen-Gleichgewicht gestört ist. Sie sollten etwas unternehmen!

Urintest zur Verlaufskontrolle

Der Urintest kann auch zur Verlaufskontrolle herangezogen werden. Nachdem Sie Ihre Ernährungsweise umgestellt haben und vorher vielleicht auch gezielt Säuren aus dem Körper ausgeleitet haben, können Sie den Erfolg Ihrer Maßnahmen nach 1 und nach 2 Wochen mit dem Urintest selbst überprüfen. Ihre Werte sollten sich in eine normale Richtung entwickelt haben.

Tabelle für Urintests

Uhrzeit (z.B.)	Test Nr.	Test Nr.	Test Nr.
7.00			
10.00			
12.00			
15.00			
18.00			

Das Säure-Basen-**Gleichgewicht**

Um einen reibungslosen Ablauf der Stoffwechselvorgänge zu gewährleisten, muss sichergestellt sein, dass der pH-Wert des Blutes sowie der Flüssigkeit inner- und außerhalb der Zellen aufrechterhalten wird. Dazu wird ein Gleichgewicht zwischen Säuren und Basen im Körper benötigt, das zur Stabilisierung des pH-Wertes beiträgt.

- *Chemische Reaktion von Säure und Base*
- *Wohin mit überschüssiger Säure?*
- *Wenn Säuren krank machen*

Chemische Reaktion von Säure und Base

In jeder Zelle unseres Körpers laufen sekündlich Tausende von chemischen Reaktionen ab, die das Säure-Basen-Gleichgewicht verschieben – trotzdem bleibt der pH-Wert der Gewebe bei gesunden Menschen im jeweils gesunden physiologischen Bereich.

Der Organismus muss je nach Säure- bzw. Basenbelastung andauernd einer Verschiebung dieses Gleichgewichts entgegenwirken, um für optimale Stoffwechselbedingungen zu sorgen. Hierbei spielen Puffersysteme eine wichtige Rolle, da sie als Verteidigungsmechanismen den Körper bei der Abwehr saurer Einflüsse unterstützen.

Das Prinzip ist einfach: Jede Säure wird mit einer Base gekoppelt, die entgegengesetzte Eigenschaften aufweist. Durch diese Koppelung entsteht ein neutrales Salz, das für den Säure-Basen-Haushalt (eigentlich) keine Belastung mehr darstellt. Unter normalen Bedingungen wird es ausgeschieden. Ein Argument der Schulmedizin gegen die These, dass Übersäuerung eine Zivilisationskrankheit darstellt, ist, dass der gesunde Organismus überschüssige Säuren einfach ausscheide. Das ist sicher richtig. Nur: Welcher Organismus ist heute angesichts der Belastung mit Säuren und Schadstoffen noch völlig gesund?

Neutralisierung und Salzbildung

Säuren und Basen heben ihre Wirkung gegenseitig auf, indem sie miteinander chemisch reagieren. Treffen in einer wässrigen Lösung eine Säure und eine Base aufeinander, so lagern sich zum einen die Wasserstoff- und Sauerstoffionen zu Wasser zusammen, zum anderen entsteht ein Salz. Säure + Base reagieren also zu Salz + Wasser.

Sind Säuren und Basen in gleicher Stärke bzw. Konzentration vorhanden, so wird die Lösung neutralisiert und hat einen pH-Wert von 7. Je nach Konzentration kann sich der Wert also Richtung sauer (pH-Werte unter 7) oder Richtung basisch (pH-Werte über 7) verschieben.

Die Salze, die sich bei der Säure-Basen-Reaktion bilden, können gut wasserlöslich sein, wie Kochsalz (NaCl), und dann auch gut ausgeschieden werden (wenn man genug trinkt!). Sie können aber auch schwer löslich sein, wie die Kristalle der Milchsäure (Laktat), die sich im Muskelgewebe nach Beanspruchung absetzen.

Die Puffersysteme des Organismus

In der Alltagssprache ist ein Puffer etwas, das mechanische Stöße abfängt und ausgleicht – wie die Puffer zwischen Eisenbahnwaggons. Chemische Puffer fangen Spitzenkonzentrationen (»Stöße«) von Säuren und Basen ab und neutralisieren sie. Es handelt sich um ausgeklügelte biochemische Prozesse, die verhindern, dass das jeweils notwendige gesunde Säure-Basen-Verhältnis in den Geweben kippt. Eine Pufferlösung kann Säuren (oder Basen) abfangen, ohne dass sich der pH-Wert des entsprechenden Milieus bzw. Gewebes sehr verändert.

Natürlich kann auch eine schwächere Säure eine starke Säure und eine schwächere Base eine starke Base in Richtung neutraler Werte verändern.

Die wichtigsten Puffersysteme unseres Körpers befinden sich im Blut, beim Gasaustausch in der Lunge und bei den Ausscheidungsmechanismen der Nieren und der Haut. Letztlich verfügt aber jede einzelne unserer Zellen über ein – je nach Aufgabe und Spezialisierung – eigenes Puffersystem.

Regulation über das Blut

Der pH-Wert des Bluts befindet sich im leicht basischen Bereich und darf nur einer minimalen Schwankung unterliegen, nämlich zwischen 7,35 und 7,45. Dieser muss sehr genau eingehalten werden, da nur so das Blut seine Hauptaufgabe erfüllen kann: Sauerstoff zu jeder einzelnen Zelle zu transportieren. Zum anderen muss das Blut auch permanent die Abfallprodukte entsorgen, die beim Stoffwechsel in den Zellen entstehen. Diese sind zumeist Säuren oder sauer reagierende Substanzen, die über das venöse Blut und die Lymphbahnen zu den Ausscheidungsorganen (Nieren, Leber, Lunge) transportiert werden.

Die Regulation des pH-Wertes des Blutes muss also besonders effektiv und zuverlässig sein. Sie erfolgt durch verschiedene Puffersysteme, die aus einer schwachen Säure und ihrer korrespondierenden Base in einem bestimmten Mischungsverhältnis bestehen. Werden nun Säuren zugeführt und damit Wasserstoffionen freigesetzt, ändert sich lediglich das Mischungsverhältnis von Säure und Base, der pH-Wert bleibt jedoch konstant.

Säure-Basen-Ausgleich im Verdauungssystem

Heute weiß man, dass an der Verdauung, das heißt auf dem Weg der Speisen durch Mund, Magen, Dünndarm und Dickdarm, Hunderte von verschiedenen Enzymen beteiligt sind. Sie zerlegen die großen Molekülketten, aus denen Kohlenhydrate, Fett und Eiweiß bestehen, in vielen Arbeitsschritten in immer kleinere Bausteine, bis diese winzig genug sind, um (vor allem im Dünndarm) in den Blutkreislauf überzutreten und in die Zellen zu gelangen. Die unterschiedlichen Verdauungsenzyme benötigen, um optimal funktionieren zu können, jeweils einen spezifischen pH-Wert.

Die im Speichel enthaltenen Enzyme, die so genannten Amylasen, beginnen bereits im Mund, die Kohlenhydrate aufzuspalten.

Die Verdauung beginnt im Mund

Die Verdauung beginnt bereits im Mund. Der Speichel ist mit einem pH-Wert von 6,4 bis 6,8 leicht sauer und schafft ideale Bedingungen für die Verdauungsenzyme, die die langen Kohlenhydratmoleküle in einfache Zuckermoleküle spalten. Diesen Effekt können Sie selbst feststellen: Kauen Sie eine Weile lang ein Stück trockenes Vollkornbrot – nach etwa 20 Kaubewegungen fängt es an, süß zu schmecken. Die Speicheldrüsen im Mund werden vor allem durch das Kauen dazu angeregt, Speichel abzusondern. Deshalb ist viel Wahres an der Volksweisheit, die da sagt: »Gut gekaut ist halb verdaut.« Schlecht gekaute Nahrung belastet den Magen – er hat nämlich genug damit zu tun, die Proteine (Eiweiß) und Fette aufzuknacken.

Magen – das sauerste Milieu überhaupt

Im Magen herrscht das sauerste Milieu im Körper. Dies liegt an der Magensäure (Salzsäure), die den pH-Wert auf bis zu 1 herabsenkt. Im extrem sauren Milieu des Magens wird das mit Nahrung aufgenommene Eiweiß in kleine Fasern zerlegt, Fettmoleküle werden aufgespalten; gleichzeitig werden Keime in der Nahrung vernichtet.

Die Basenflut

Magensäure wird von den so genannten Belegzellen in der Magenwand produziert. Sie stellen gleichzeitig und in gleicher Menge aber auch einen Säuregegenspieler her, das basische Natriumbikarbonat, den bedeutendsten Puffer im Körper. Um Salzsäure und Natriumbikarbonat zu produzieren, holen sich die Belegzellen Natriumchlorid (Kochsalz) und Kohlensäure aus dem Blut und bauen sie zu Salzsäure und Natriumbikarbonat um.

Während die Salzsäure normalerweise im Magen bleibt und sich größtenteils bei der Verdauungsarbeit verbraucht, tritt das Natriumbikarbonat wieder ins Blut zurück und gelangt so auch in die basophilen (Basen anziehendenden) Organe Leber, Gallenblase, Bauchspeicheldrüse und Dünndarm. Es entsteht die für das Säure-Basen-

Gleichgewicht überaus wichtige »Basenflut«. Sie ist notwendig, um im Darm eine Übersäuerung auszugleichen. Reicht sie nicht aus, muss weiteres Natriumbikarbonat hergestellt werden – was aber nur mit einer entsprechenden Menge an Salzsäure funktionert. Es kommt zu einer Übersäuerung des Magens, was sich etwa in Sodbrennen, Magenschleimhautentzündung und sogar Geschwüren äußern kann.

Im Darm: Vorbereitung für den Übertritt ins Blut

Vom Magen gelangt der vorverdaute saure Speisebrei in den Zwölffingerdarm und wird hier zunächst »alkalisiert«, der pH-Wert wird angehoben, um das optimale Milieu für die weitere Verdauungsarbeit zu bilden. Hauptlieferant der notwendigen Basen sind die Bauchspeicheldrüse (Pankreas) und die Gallenblase. Die Bauchspeicheldrüse gibt den klaren Bauchspeichel (pH-Wert 7,6 bis 8,2) an den Zwölffingerdarm ab. Sie bildet zudem Bikarbonat, um den saueren Magensaft zu neutralisieren. Die Zusammensetzung des Bauchspeichels wird über Hormone gesteuert und je nach

Ohne die Bauchspeicheldrüse würden wir letztlich verhungern. Lediglich Kohlenhydrate können auch ohne den Bauchspeichel halbwegs vollständig verdaut werden, nicht jedoch Fette und Eiweiß.

Fettgehalt und Säuregrad (Eiweißgehalt) der Speisen reguliert. Die Menge des produzierten Sekrets liegt zwischen 1,5 und 3,0 Liter am Tag.

Verarbeitung in kleinen Portionen

Der saure Nahrungsbrei wird vom Magenpförtner nur in kleinen Portionen in den Darm gelassen, wobei die nächste Portion immer erst fällig wird, wenn die vorangegangene alkalisiert wurde. Sind die basischen Potenzen vor allem der Bauchspeicheldrüse zu schwach, verlangsamt sich der gesamte Prozess und führt dazu, dass halbverdaute Nahrung übermäßig lange im Magen bleibt. Die typischen Beschwerden sind Völlegefühl, Aufstoßen und Magenschmerzen.

Ist das Milieu im Zwölffingerdarm dauerhaft zu sauer, werden Fette, Eiweiß und Kohlenhydrate nur unvollständig weiter aufgeschlossen. Dies belastet Dünn- und Dickdarm: Es kommt zu Gärungs- und Fäulnisprozes-

Tipp

Auch für den Magen und den Zwölffingerdarm ist es besonders wichtig, dass nur gut gekaute Nahrung zugeführt wird. Schon aus diesem Grund sollten Sie immer mit der nötigen Ruhe essen – ohne Ablenkung durch Telefon, Fernsehen oder Ähnliches.

sen, die die gesunde Darmflora stören. Fatalerweise bilden sich in der Folge wiederum Säuren, wodurch die Übersäuerung weiter fortschreitet. Die Nahrung kann nicht mehr richtig resorbiert werden, wir verlieren an Vitalität und Spannkraft. Der Darm versucht, sich der überschüssigen Säuren mittels übel riechender Durchfälle zu entledigen.

Wohin mit **überschüssiger** Säure?

Der Körper versucht über seine Puffersysteme Säuren permanent zu neutralisieren und damit die Gewebe in den optimalen pH-Bereich zu bringen. Gelingt dies nicht – etwa weil einfach zu viele saure Verbindungen in unseren Körper gelangen –, muss der Organismus die Säuren anderweitig unschädlich machen. Da eine Übersäuerung, insbesondere des Blutes, immer gefährlich ist, handelt er nach dem Motto: Nur weg damit!

Wir scheiden täglich etwa einen Liter Schweiß und 1,5 Liter Urin aus – hierdurch entledigt sich der Körper überschüssiger Säuren und Salze.

Die Ausscheidung von Säuren

Eine Methode des Organismus, überschüssige Säuren loszuwerden, ist die direkte Ausscheidung:

- Die Verdauungsorgane helfen sich bei Säureüberlastung mit Durchfall und/oder Erbrechen.
- Über die Lunge kann vermehrt Kohlendioxid

abgeatmet werden, der Geruch des Atems wird unangenehm säuerlich.

- Ein dritter Ausscheidungsweg ist der über die Haut. Bei einer Übersäuerung schwitzen wir verstärkt. Schweiß, der saurer als normal ist, riecht übler. Auf Dauer kann er auch die Haut angreifen und die Ursache von Ausschlägen sein.
- Ein sehr wichtiger Weg der Säureausscheidung erfolgt über den Urin. Er ist die Flüssigkeit, deren pH-Wert die größte Schwankungsbreite aufweist: Je nachdem, ob und was wir zu uns genommen haben, variiert der Urin-pH-Wert von basisch bis sauer. Ist unser Urin permanent übersäuert, so ist dies ein ernster Hinweis darauf, dass unsere Säure-Basen-Balance gestört ist.

Bei ungenügender Neutralisation der Säuren entzieht der Organismus Knochen und Zähnen die basischen Mineralien Kalzium und Magnesium.

Die Deponierung von Säuren im Gewebe

Ist die Säurelast zu groß, sind unsere Puffer- und Ausscheidungssysteme überfordert. Damit es nicht zu einer gefährlichen Übersäuerung des Blutes kommt, behilft sich der Körper nun damit, die Säurereste (zumeist sind dies Salze) aus dem Blut herauszuschleusen und in vorerst weniger gefährdeten Bereichen abzulagern. Hierfür bietet sich vor allem das Bindegewebe an. Bei einer erneuten Basenflut durch Natriumbikarbonat sollen diese Depots, die man auch als Schlacken bezeichnet, dann wieder herausgelöst werden.

Sind wir gesund und stellt die Übersäuerung nur eine relativ seltene Erscheinung (etwa nach einem Festessen) dar, klappt diese verzögerte Reinigung

Säuren – die Mineralienräuber

- Wenn die Bikarbonatpuffer unseres Körpers nicht ausreichen, um Säuren zu entschärfen, greift der Körper zudem auch auf seine Reserven an Mineralstoffen zurück. Betroffen sind hier die basischen Mineralien wie Kalzium, Kalium und Magnesium.
- Kalzium ist der zentrale Baustein unserer Knochen, Zähne und Haare. Die Entmineralisierung der Knochen ist die Ursache der Osteoporose. Deshalb ist es wichtig, dass wir unseren Körper ausreichend mit Mineralien und Vitaminen (ohne die viele Mineralien im Stoffwechsel nicht verarbeitet werden können) zu versorgen.

auch. Ist unser Organismus aber bereits latent übersäuert und nahezu täglich mit einem Säureüberschuss konfrontiert, setzen sich die Schlacken im Gewebe fest. Sie behindern dort die Durchblutung, stören die Versorgung der Zellen mit Nährstoffen und Sauerstoff – es entsteht der Boden für Beschwerden und Erkrankungen. Auch die lästige Zellulite ist eine Folge einer solchen Verschlackung, die nämlich die elastischen Fasern des Bindegewebes schädigt.

Wenn Säuren **krank machen**

Eine chronische Übersäuerung verursacht eine Vielzahl von Befindlichkeitsstörungen, Beschwerden und Erkrankungen. Diese fallen umso gravierender aus, je schwerer der Übersäuerungszustand ist und je länger er bereits andauert.

Bei Nieren- und Herzerkrankungen, Diabetes mellitus, Harnvergiftung (Urämie) und Leberleiden ist eine verstärkte Säureproduktion möglich. Auch hier hilft eine Entsäuerung – allerdings muss sie unter ärztlicher Aufsicht erfolgen.

Säuren – die Energieräuber

Die ersten Anzeichen einer Übersäuerung sind Beschwerden, die oft als Befindlichkeitsstörungen bezeichnet werden und denen noch kein Krankheitswert attestiert wird. Sie begleiten uns durch den Alltag, und manche Menschen kennen es gar nicht mehr, wirklich beschwerdefrei zu sein, sich voller Energie und rundum gut zu fühlen.

Zeichen für eine beginnende Übersäuerung

Die Kennzeichen für einen übersäuerten Stoffwechsel sind eine erhöhte Körpertemperatur, ein beschleunigter Puls, erhöhter Blutdruck, verspannte Muskelpartien und damit einhergehend Schlafstörungen, Nervosität, Erschöpfungsgefühle, Konzentrationsprobleme und diffuse Schmerzen.

Folgen einer Übersäuerung

Das Immunsystem unseres Körpers besteht aus einer Vielzahl ganz unterschiedlicher Moleküle, Zellen und Organe. Nimmt man alle an der Abwehr beteiligten Systeme zusammen, so machen sie ungefähr 20 Prozent der Körpermasse aus. Damit ist das Immunsystem das größte »Organ« unseres Körpers!

Die Folgen äußern sich in Kopfschmerzen, starkem Schwitzen ohne erkennbaren Grund, Durchblutungsstörungen mit kalten Händen und Füßen. Die Hautfarbe ist blass, Falten treten deutlicher hervor. Verdauungsbeschwerden können zwischen Durchfällen und Verstopfung schwanken.

Säuren schwächen das Immunsystem

Eine wichtige Abwehrarbeit, die unser Körper gegen Krankheitserreger und Schadstoffe leistet, läuft über die Haut und die Schleimhäute. Diese bilden die erste Barriere unseres angeborenen Immunsystems. Da ein Säure-Basen-Ungleichgewicht das Milieu verändert, funktioniert auch die Abwehr nicht mehr richtig: Bakterien, Viren, Pilze und auch Schadstoffe können den ersten Schutzwall leichter überwinden und in den Körper eindringen. Häufige Infektionen der Atemwege, Haut- und Bindehautentzündung sowie Magen-Darm-Erkrankungen sind die Folge.

Abfallprodukte beseitigen

Die wichtigste Abwehrarbeit leistet unser Immunsystem aber auch in der Beseitigung von Zelltrümmern und Abfallprodukten, die als Folge einer Infektion auftreten. Kann das Immunsystem diese nicht komplett ausräumen, fördern sie die Entstehung neuer Entzündungen.

Des Weiteren überwacht das Immunsystem die Zellteilung, indem es fehlerhafte Neubildungen (auch Krebszellen) erkennt und abtötet, bevor sie sich weiter vermehren. Hierzu ist es wichtig zu wissen, dass in unserem Körper permanent Tausende von Krebszellen entstehen, die ein gesundes Immunsystem jedoch zuverlässig vernichtet.

Ursachen einer Immunschwäche

Ein Abwehrkräftemangel kann viele Ursachen haben: Genuss- und Umweltgifte, Stress, Vitamin- und Mineralstoffmangel. Meistens gehen diese mit einer gestörten Säure-Basen-Balance einher, wobei ein wichtiger Punkt ist, dass die Enzyme, die die Immunreaktion steuern, von spezifischen pH-Werten abhängig sind.

Eine das Säure-Basen-Verhältnis ausgleichende Behandlung kräftigt das Immunsystem und schützt uns vor Infektionen, Allergien und chronischen Erkrankungen.

Das Bindegewebe als Müllhalde: Zellulite

Zellulite, oft auch als Zellulitis oder Orangenhaut bezeichnet, fürchten vor allem Frauen – aber auch einige Männer sind davon betroffen. Die hässlichen Dellen, die vor allem am Po und an den Oberschenkeln auftreten, sind eine Folge davon, dass sich die Struktur des Unterhautgewebes verändert.

Cremes, und Salben. die äußerlich aufgetragen werden, können allenfalls eine vorübergehende Kosmetik des Erscheinungsbildes der Zellulite bewirken. Letztendlich hilft nur die Entsäuerung von innen.

Fettzellen ballen sich nun traubenförmig zusammen, dazwischen staut sich Gewebewasser. Zu diesem Prozess trägt – neben Veranlagung und Übergewicht – eine Übersäuerung stark bei. Durchblutungsstörungen führen dazu, dass Schlacken und Stoffwechselabfallprodukte schlechter abtransportiert werden. Sie lagern sich im Bindegewebe ab und mindern hier die Elastizität der Kollagenfasern, die für eine straffe Haut sorgen.

Eine Entsäuerungstherapie, verbunden mit

moderatem sportlichem Training und einer Gewichtsreduktion, wirkt gegen die Zellulite – und auch gegen eine vorzeitige Alterung – von innen.

Durchblutungsstörungen durch Säuren

Das Blut ist sehr empfindlich gegenüber Veränderungen des Säure-Basen-Gleichgewichts. Schon geringe Abweichungen wirken sich zum Beispiel schädlich auf die roten Blutkörperchen (Erythrozytren) aus: Sie verlieren an Elastizität und büßen immer mehr ihre Fähigkeit ein, Sauerstoff zu transportieren. Zellen und Gewebe werden nicht mehr optimal mit Sauerstoff versorgt. Dies zeigt sich zuerst an den Extremitäten: Der Betroffene klagt über kalte Hände und Füße und er hat eine blasse, kühle und gleichzeitig schweißige Haut. Zudem gerinnt saureres Blut leichter, die Gefahr von Blutgerinnseln (Thrombosen) steigt an. Schreitet der Prozess der Übersäuerung fort, steigt auch das Risiko für einen Herzinfarkt oder Schlaganfall an.

Wenn Sie weitere Risiken für einen Herzinfarkt haben (Bluthochdruck, Übergewicht, erhöhte Cholesterinwerte, Nikotinabhängigkeit, Bewegungsmangel), sollten Sie auf jeden Fall eine Entsäuerungstherapie durchführen. Als Nebeneffekt werden meist auch Gewicht und Cholesterinwerte normalisiert.

Säuren rauben den Knochen Baustoffe

Bei der Osteoporose ist der Stoffwechsel in den Knochen gestört: Es wird mehr Knochensubstanz ab- als aufgebaut. Dies führt zu einer Entmineralisierung der Knochen. Sie verlieren an Dichte, Festigkeit und Elastizität und brechen leichter.

Osteoporose betrifft zu 80 Prozent Frauen, insbesondere nach den Wechseljahren, wenn die Produktion des Hormons Östrogen nachlässt. Deshalb wurde bis vor kurzem empfohlen, zur Vorbeugung gegen Osteoporose Hormonpräparate einzunehmen. Inzwischen mehren sich jedoch die Anzeichen, dass die Hormonersatztherapie das Krebsrisiko erhöht, wohingegen sie die Osteoporose allenfalls verzögert.

Es ist also besser, das Problem von einer anderen Seite anzugehen: Die Knochen sind eine Hauptlagerstätte für Kalzium. Ist der Stoffwechsel übersäuert, löst der Körper seine Mineraldepots – und hier vor allem die der Knochen – auf, um die Säuren zu neutralisieren. Durch eine basen- und kalziumreiche Kost schonen wir die Kalziumdepots unserer Knochen – dies umso mehr, je besser wir unseren Körper unterstützen, auf natürliche Weise zu entsäuern.

Durch Übersäuerung ausgelöste Beschwerden im Überblick

Die folgenden Probleme können mit einer Übersäuerung in Verbindung stehen. Sie können aber auch andere oder zusätzliche Ursachen haben. Deshalb sollten Sie bei Beschwerden, die länger als wenige Tage anhalten, immer einen Arzt konsultieren.

Allgemeinbefinden

- schnelle Erschöpfbarkeit, schlechte Regeneration nach Belastungen, geringe körperliche Kondition, Müdigkeit auch ohne Belastung, Antriebsschwäche

Atemwege und Augen

- häufige Erkältungen mit Husten, Schnupfen, Hals- und Mandelentzündung, chronische Bronchitis, Verschleimung der Nebenhöhlen, allergisches Asthma, Heuschnupfen, empfindliche (trockene) Augen mit Bindehautentzündung

Herz-Kreislauf-System

- Durchblutungsstörungen, kalte Hände und/oder Füße, blasse Gesichtshaut, Kopfschmerzen, Bluthochdruck, erhöhte Blutfettwerte, Herzklopfen, Kurzatmigkeit, Atemnot

Durch Übersäuerung ausgelöste Beschwerden im Überblick

Verdauungssystem

▶ Sodbrennen, saures Aufstoßen, Durchfall, Verstopfung, Blähungen, Magenschmerzen und -schleimhautentzündung, Geschwüre, Gallensteine, Reizdarm, Brennen beim Stuhlgang, Reizblase, Nieren- und Blasensteine, Harnwegsinfektionen

Skelett und Halteapparat

▶ Osteoporose (Knochenschwund), Arthrose (Gelenkverschleiß), Rheuma, Arthritis (Gelenkentzündung), Bandscheibenvorfall, Rückenschmerzen, schmerzhafte Muskelverspannungen

Haut, Haare und Nägel

▶ Akne, trockene Haut mit Neigung zu Entzündungen, starkes Schwitzen, unangenehmer Schweißgeruch, Hautpilz, Juckreiz, Hautausschlag, Ekzeme, Brüchigkeit von Nägeln, Nagelverformungen (Rillen, Verfärbungen), kraftloses, glanzloses Haar, Haarausfall, Zellulite

Durch Übersäuerung ausgelöste Beschwerden im Überblick

Nerven und Psyche

- geringe Belastbarkeit, depressive Verstimmungen, Reizbarkeit, Nervosität, Ängstlichkeit ohne realen Grund, häufige Nervenschmerzen, Schlafstörungen, chronische Müdigkeit und Erschöpfung, schlechte Regenerationsfähigkeit nach Belastung

Gesund durch **Entsäuerung**

Eine Ernährung, die das Gleichgewicht von Säuren und Basen aufrechterhält bzw. wiederherstellt, ist abwechslungsreich und wohlschmeckend. Es ist keine einseitige, langweilige Kost voller Verzicht. Vielmehr heißt es: genießen ohne schlechtes Gewissen, mit dem Gefühl, dass Sie für sich und Ihre Familie wirklich etwas Gutes tun.

- *Viele Basen für mehr Wohlbefinden*
- *Basische Ernährung für die Figur*
- *Säure-Basen-Wertigkeit der Nahrung*
- *Unterstützung des Säureabbaus*

Viele Basen für mehr **Wohlbefinden**

Übersäuerung kann auch durch ein Zuviel an Mineralstoffen und Spurenelementen begünstigt werden. Vor allem, wenn man regelmäßig Fertigprodukte und zu viel Fleisch bzw. Wurstwaren verzehrt. Sie enthalten reichlich Schwefel und Phosphor, was den Knochen Kalzium entzieht und eine Übersäuerung vorantreibt.

Die säurearme Ernährung besticht durch ihre Vielfalt und Ausgewogenheit. Sie versorgt Ihren Körper mit allen Nährstoffen, Vitaminen und Mineralien, die er braucht. Sie entspricht außerdem in allen Aspekten den Richtlinien der Deutschen Gesellschaft für Ernährung (DGE) für eine gesunde Nahrungszusammensetzung.

Die Mängel der »modernen« Ernährung

Eine Übersäuerung des Körpers ist vor allem eine Folge von Ernährungsfehlern: Unsere Ernährung besteht aus einem Übermaß an tierischem Eiweiß, Fett und einfachen Kohlenhydraten (Weißmehl und Zucker). Gleichzeitig mangelt es uns an Vitaminen, Mineralstoffen und Spurenelementen. Auf dem Speiseplan des Menschen in der westlichen Welt stehen heute fast täglich Fleisch und Wurstwaren, Süßigkeiten und Kuchen, häufig auch Alkohol. Noch vor 100 Jahren wurde das alles – zumindest in der breiten Bevölkerung – seltener und weniger konsumiert und standen nur an Sonn- und Feiertagen auf dem Tisch. Wesentlich häufiger wurden werktags Gemüsemahlzeiten, Kartoffelgerichte und auch einheimisches Obst verzehrt. Diese Produkte waren preiswerte Grundnahrungsmittel, die eingelagert und konserviert wurden. Natürlich gingen hierbei Vitamine verloren, was aber durch die verzehrte Menge ausgeglichen wurde.

Fleisch war teuer und schon deshalb eher rar – erschwinglicher waren da Eier, Milchprodukte und Fisch, insbesondere Hering. Inzwischen sind bekanntlich die Heringsschwärme und andere Seefische überfischt und in der Regel teurer als durchschnittliches Fleisch.

Kleinkinder würden sich gesund ernähren – wenn man sie ließe. Die instinktive Steuerung der kindlichen Nahrungsaufnahme wird jedoch schnell durch soziale Mechanismen verdrängt: Uns schmeckt, was den Menschen schmeckt, die uns wichtig sind. Das sind in erster Linie die Eltern. Gewohnheiten lassen sich aber ändern – nur braucht es dafür etwas Zeit.

Das typische »gute« Essen ist ungesund

Da Fleischwaren – nicht zuletzt wegen der versteckten Fette – ausgesprochene Sattmacher sind, hält sich unser Bedarf an Beilagen meist in Grenzen. Tatsächlich ist es hierzulande typisch, neben einer üppigen Fleischportion nur eine vergleichsweise kleine Portion an Gemüse oder Salat zu servieren. Und oft gehören zu dieser Beilage eher Säure bildende Spätzle, Knödel und Teigwaren.

Sie können aber etwas gegen dieses Ungleichgewicht tun:

- Weniger ist mehr! Wenn Sie Fleischwaren, und dann am besten auch noch solche aus artgerechter Haltung, nicht mehr als 3-mal pro Woche auf den Speiseplan setzen, leben Sie gesünder und geben unter dem Strich eher weniger als mehr Geld aus.
- Gemüse und Obst der Saison aus einheimischem Anbau sind preiswerter – und wegen der kurzen Transportwege frischer und damit vitaminhaltiger.
- Bereiten Sie Ihr Essen selbst zu. Vermeiden Sie Fertiggerichte und Fastfood.

Das Ernährungsverhalten umstellen

Durch eher ungesunde Ess-Erziehung in der Kindheit und schlechte Gewohnheiten liegt es bei sehr vielen Menschen mit der Ernährung im Argen. Die gute Botschaft: Der Körper ist in der

Lage, sich sehr schnell auf eine gesündere Ernährungsweise umzustellen! Selbst hartgesottene »Fastfood-Junkies«, die wegen einer Erkrankung, wie einer Allergie oder Magenproblemen, gezwungenermaßen gesünder und damit basischer aßen, berichten, dass es ihnen nach zwei bis drei Wochen nichts (mehr) ausmachte, auf ihre gewohnte Kost zu verzichten. Hat sich der Gaumen erst einmal an eine gesunde, ausgewogene Ernährung gewöhnt, mag er sie nicht mehr missen, in vielen Fällen wird der erneute Verzehr einer übermäßigen Portion Fleisch oder Fastfood sogar nicht mehr gut vertragen.

Basische Ernährung für die **Figur**

Vorsicht: Viele industriell hergestellte Nahrungsmittel, Saucen oder Konserven enthalten sehr viel Zucker, auch wenn sie eigentlich nicht richtig süß schmecken!

Viele Menschen stellen ihre Ernährungsweise im Rahmen einer Reduktionsdiät um mit dem Ziel, innerhalb kurzer Zeit möglichst viele überschüssige Pfunde loszuwerden. Vorsicht jedoch vor einer einseitigen, extrem kalorienreduzierten Diät! Abgesehen davon, dass der Organismus nicht ausreichend mit den für ihn notwendigen Nährstoffen versorgt wird, ist zudem die Gefahr groß, dass sich nach Beendigung der Diät der so genannte Jo-Jo-Effekt einstellt. Das heißt, es kommt zu einer erneuten Gewichtszunahme, die in vielen Fällen sogar über das ursprüngliche Ausgangsgewicht vor der Diät hinausgeht.

Wird das Essen nach einer Radikaldiät wieder aufgenommen, ist der Körper noch auf einen geringeren Energiebedarf eingestellt, und überschüssige Energie wird schneller als vorher in Fett umgewandelt und gespeichert. Infolgedessen kommt es relativ rasch zu einer erneuten Gewichtszunahme, die im Übrigen meist noch schwerer wieder abzubauen ist.

Nur eine langfristige Umstellung der Ernährung hilft

Besser ist es, seine gewohnte Ernährung langfristig umzustellen – auf basische Kost. Sie ist reich an lebenswichtigen Nährstoffen und Ballaststoffen und zudem eher kalorienarm. Auf diese Weise haben Sie die Möglichkeit, gewissermaßen einen doppelten Effekt zu erzielen: Sie wirken einer Übersäuerung vor, sorgen damit langfristig für den Abbau einer möglicherweise bestehenden Übersäuerung und bringen auf Dauer Ihr Gewicht (wieder) unter Kontrolle – ohne Ihren Organismus zu belasten und ohne quälenden Heißhunger.

Ernährungsumstellung plus Bewegung sind die beste Möglichkeit, Haut und Bindegewebe zu schonen. Radikales Abnehmen führt oft dazu, dass Haut und Bindegewebe erschlaffen und faltig aussehen.

Wenn Sie sich gesünder, also basenreicher, ernähren und gleichzeitig unliebsame Pfunde loswerden möchten, sollten Sie unbedingt in zwei Schritten vorgehen:

- Stellen Sie Ihre Ernährung um, doch achten Sie darauf, dass Sie Ihre gewohnte Kalorien- bzw. Nahrungsmenge zunächst beibehalten.

▶ Wenn Sie sich dann auch noch regelmäßig körperlich betätigen – zum Beispiel mit einer sanften Ausdauersportart –, werden Sie schon bald feststellen, dass Sie neben dem entsäuernden Effekt kontinuierlich an Gewicht verlieren.

Erst umstellen, dann reduzieren

Nachdem Ihnen Ihre neue Ernährungsweise zur lieben Gewohnheit geworden ist, können Sie daran gehen, auch Ihre Kalorienzufuhr zu reduzieren, falls Ihnen Ihr Gewichtsverlust zu langsam geht. Das dürfte aber nur bei starkem Übergewicht der Fall sein. Das tun Sie am effektivsten, indem Sie nun zusätzlich Fett in aller Form einsparen; achten Sie aber darauf, dass Sie pro Tag ca. 30 Gramm Fett in Form von guten, nativen Ölen bekommen, da Sie sonst die wichtigen fettlöslichen Vitamine nicht aufnehmen können.

Tipp

Nach 1 bis 3 Wochen, spätestens nach 2 Monaten, werden Sie sich auf Ihre inzwischen gewohnte, gesunde Kost freuen. Bis diese neuen Lebensgewohnheiten aber wirklich fest programmiert sind, sollten Sie mindestens 3 Monate, besser 6 Monate rechnen.

Wie viele Kalorien brauche ich?

Die meiste Energie verbraucht der Körper für Stoffwechsel und Organfunktionen wie Atmung und Herzschlag. Dies ist der Grundumsatz (ca. 26 Kilokalorien pro Kilogramm Körpergewicht). Für die Bewegung rechnet man je nachdem, ob Sie vorwiegend »Couch Potatoe« oder Bewegungsmensch sind, 4 bis 8 Kilokalorien pro Kilogramm Körpergewicht dazu. Sie schätzen Ihren Energiebedarf also halbwegs realistisch ein, wenn Sie von ca. 30 bis 32 Kilokalorien pro Kilogramm ausgehen – also zum Beispiel bei 60 Kilogramm von ca. 2000 Kilokalorien Tagesbedarf.

Säure-Basen-**Wertigkeit** der Nahrung

Bevorzugen Sie immer frische Nahrungsmittel. Nur beim Brot gibt es eine Ausnahme. Brot, das ein bis zwei Tage gereift ist, ist bekömmlicher.

Man unterscheidet Nahrungsmittel danach, ob sie Säuren enthalten, die sie direkt an den Organismus liefern, oder ob sie im Stoffwechselprozess Säuren bzw. Basen erzeugen, also Säure- bzw. Basenspender sind. Die saure oder basische Eigenschaft eines Nahrungsmittels hat dabei nicht unbedingt etwas mit dem Geschmack zu tun. So wirken Sauerkraut oder Zitronensaft basisch, während Zucker und Honig Säuren erzeugen.

Nahrungsmittel und ihre Eigenschaften

Säurespender: Rind-, Kalb-, Schweinefleisch, Wild, Geflügel, Innereien, Wurstwaren, Fleischbrühe; Fisch; Käse, Quark; Ei (Eiweiß ist säureüberschüssig, Dotter allein basisch); Hülsenfrüchte, Spargel, Rosenkohl; Vollwertgetreide (am wenigsten Säure liefern Dinkel, Hafer, Hirse); stark kohlensäurehaltige Getränke, Sekt

Säureerzeuger: weißer Zucker, Süßigkeiten, Schokolade, Torten, Speiseeis; Weißmehlprodukte, Teigwaren, Zwieback, Gebäck, Kuchen; raffinierte, gehärtete Fette und Öle, Margarine; geschälte Getreide, polierter Reis, weiße bis graue Brote; Bohnenkaffee, Limonade, Alkohol

Basenspender: Kartoffeln; Milch (roh), Sahne; Blattgemüse, Wurzelgemüse, Gemüsefrüchte, Gemüsesuppen; Obst, ungeschwefeltes Dörrobst, Mandeln; Wildkräuter (Löwenzahn, Brennnesseln), Gartenkräuter (Kresse, Petersilie, Schnittlauch, Majoran, Thymian, Rosmarin, Salbei); Mineralwasser ohne Kohlensäure

Nahrungsmittel mit Säure-Basen-Gleichgewicht: naturbelassene Öle, Butter; frische Walnüsse; Wasser

Die richtige Zusammenstellung

Das Geheimnis der Säure-Basen-Ernährung ist ihre Zusammensetzung. Sie dürfen alle Lebensmittel essen – nach folgenden Regeln:

- Das Verhältnis von Säure- zu Basenspendern sollte 20 : 80 betragen. Die Angaben beziehen sich dabei auf den Energiegehalt der Nahrung, nicht nur auf das Gewicht.

Angaben zu den Inhaltsstoffen von Lebensmitteln finden Sie in der Tabelle auf Seite 82 ff.)

Beispiele für eine ausgewogene Nahrungszusammenstellung

Frühstück richtig	**Säurewert**	**Frühstück falsch**	**Säurewert**
Knäckebrot	schwach sauer	Weißbrot, Brötchen	sauer
Butter	neutral	Margarine	sauer
Fruchtmus	schwach basisch	Hartkäse, Wurst	sauer
Frischkäse	schwach basisch	Schinken	sauer
Tomate	basisch	Ei, Rührei, Spiegelei	sauer
Apfel	basisch	Marmelade	sauer
Banane	basisch	Honig als Aufstrich	sauer
Malzkaffee	neutral	Kaffee mit Zucker	sehr sauer
Warme Mahlzeit richtig	**Säurewert**	**Warme Mahlzeit falsch**	**Säurewert**
Gemüsesuppe	basisch	Rinderbrühe mit	stark sauer
Rindfleisch, Fisch	stark sauer	Grießnockerl	sauer
Pellkartoffeln	stark basisch	Rindfleisch	stark sauer
bunter Salat mit		Nudeln	sauer
gutem Öl und Essig	basisch	Salat mit Billigöl	sauer
Obst	basisch	Torte	stark sauer

- Säurehaltige bzw. Säure bildende Lebensmittel sollten immer mit basischen kombiniert werden.
- Die letzte Mahlzeit am Abend sollte leicht und säurearm sein und spätestens 3 Stunden vor dem Schlafengehen eingenommen werden.

Die puffernde Wirkung von Gewürzen

Viele Gewürze haben wegen ihrer Mineralzusammensetzung eine hohe basische Wirkung (die angegebene Kennzahl weist auf die Höhe der basischen Wirkung hin):

- Dill (+ 22)
- Kümmel (+ 19)
- Lorbeerblätter (+ 54)
- Majoran (+ 22)
- Mohnsamen (+ 35)
- Paprikapulver (+ 6)
- schwarzer Pfeffer (+ 17)
- schwarzer Senf (+ 18)
- Vanille (+ 27)
- weißer Pfeffer (+ 33)
- weißer Senf (+ 21)
- Zimt (+ 57)

Gegen die Übersäuerung antrinken

Ohne Wasser kein Leben! Unser Körper besteht zu etwa 70 Prozent aus Wasser. Bei einem Gewicht von 60 Kilogramm sind dies ca. 42 Liter. Wasser ist das Transportmittel für alle Substanzen, die für den Stoffwechsel gebraucht werden oder durch sie entstehen: Es bringt Nährstoffe und Sauerstoff zu jeder Zelle, schwemmt Schadstoffe, Säuren und Schlacken über Urin, Schweiß und Atmung aus und reguliert die Körpertemperatur.

Insgesamt müssen dem Körper täglich 3,0 bis 3,5 Liter Wasser zugeführt werden. Etwa 1,0 bis 1,5 Liter bekommt er durch den Wassergehalt unserer Nahrungsmittel, den Rest müssen wir trinken.

Wasserverlust fördert die Säureablagerung

Der Verlust von Wasser fördert immer eine Übersäuerung. Schwitzen, erst recht starkes Schwitzen bei körperlicher Anstrengung oder großer Hitze führt dazu, dass die Salzkonzentration in der Flüssigkeit, die unsere Zellen umspült, ansteigt. Um den Wasserverlust zu kompensieren und die Salzkonzentration zu neutralisieren, wird den Zellen Wasser entzogen. Dies führt dazu, dass bei Menschen, die bereits an einer latenten Übersäuerung leiden, im Gewebe verstärkt saure Substanzen angelagert werden.

Alarmsignal Durst

Die steigende Salzkonzentration löst nun das Durstgefühl aus – allerdings wird dieses Signal oft übergangen. Viele Menschen haben es verlernt, richtig, also ausreichend zu trinken. Vor allem Frauen schaffen es oft nicht, eine Flüssigkeitsmenge von zwei bis drei Litern am Tag aufzunehmen, weil sie weniger sensibel gegenüber dem Durstsignal sind. Für ältere Menschen ist es noch schwerer, da das Durstgefühl mit steigendem Alter immer später einsetzt. Tatsächlich ist es so, dass es schon fast zu spät ist, wenn wir Durst verspüren! Denn dann sind bereits die Flüssigkeitsreserven so weit zur Neige gegangen, dass der Organismus Alarm schlägt.

Kaffee, schwarzer Tee und andere entwässernde Getränke dürfen für die Flüssigkeitsaufnahme nicht berücksichtigt werden.

Trocken trotz Flüssigkeit

Kaffee, Schwarztee und Colagetränke enthalten Koffein, das die Nierentätigkeit anregt und eine stark entwässernde Wirkung hat. Deshalb sollten Sie Colagetränke nach Möglichkeit ganz meiden (sie enthalten zudem eine Menge Zucker) und zu jedem Kaffee oder Schwarztee die gleiche Menge an Wasser trinken. Dies gilt auch für alkoholische Getränke. Auch hier ist es wichtig, zusätzlich Wasser zu trinken – dies beugt auch dem lästigen Kater vor. Denn wenn wir viel Koffein oder alkoholhaltige Getränke konsumieren, trocknet unser Körper aus, obwohl wir ihm Flüssigkeit zuführen!

Regelmäßige Flüssigkeitsaufnahme trainieren

Wir müssen es meist trainieren, wieder viel zu trinken, damit der Körper gut entwässert und so entsäuert werden kann. Machen Sie es sich zur Gewohnheit, zu jeder vollen Stunde 1 Glas Wasser oder milden Kräutertee zu trinken! Es reicht nicht, wenn Sie erst am Abend das Trinkdefizit auf einmal aufholen – wichtig ist, dass der Körper regelmäßig mit Flüssigkeit versorgt wird.

Tipp

Stellen Sie Wasserflasche oder Teekanne immer in Sichtweite (eventuell den Wecker stellen, der Sie stündlich ans Trinken erinnert). Hilfreich ist es auch, die tägliche Trinkmenge insgesamt morgens bereit zu stellen – so haben Sie den Überblick, ob Sie Ihre Wasserreservoirs aufgefüllt haben.

Der Problemstoff Eiweiß

Die stärksten Säurelieferanten in der Ernährung sind tierische Eiweiße (Proteine). Wie bereits erläutert, bestehen sie aus stark säurehaltigen

Verbindungen, den Aminosäuren. Der Körper benötigt Eiweiß zum Aufbau von Gewebe (»Stützeiweiß«) sowie zur Synthese von Enzymen, Hormonen und Zellen. Dabei ist Eiweiß Bau- und Schutzstoff zugleich, seine Bedeutung als Energieträger (1 Gramm Eiweiß liefert 4,1 Kilokalorien.) wird jedoch oft überschätzt. Tatsächlich benötigt der Körper zur Verarbeitung von Protein fast mehr Energie als dieses liefert!

Ein Überangebot an tierischem Eiweiß fördert die Bildung von Harnsäure. Eine erhöhte Harnsäurekonzentration im Blut fördert aber nicht nur den Übersäuerungsprozess sowie eine Verschlackung des Bindegewebes, sondern ist zudem ein Risikofaktor für Gicht und Harnsteine.

So viel Eiweiß braucht der Mensch

Durch den permanenten Zellumbau verbraucht der Körper täglich ca. 20 Gramm Protein. Dieses muss unbedingt ersetzt werden, da sonst die Stützgewebe (vor allem die Muskeln) durch Eiweißmangel angegriffen würden. Für Erwachsene wird die tägliche Zufuhr von 0,8 Gramm Eiweiß pro Kilogramm Körpergewicht empfohlen. Dies bedeutet, dass eine 60 Kilo schwere Frau ca. 50 Gramm Protein aufnehmen sollte. Meist wird diese Menge weit überschritten und dadurch die Säure-Basen-Bilanz erheblich negativ belastet. Wer sich stark proteinreich ernährt und kaum Kohlenhydrate zu sich nimmt, läuft sogar Gefahr, eine extreme, gesundheitsgefährdende Übersäuerung zu entwickeln.

Pflanzliches und tierisches Eiweiß

Die empfohlene Tagesration von ca. 50 Gramm Protein bedeutet nicht, dass das Eiweiß ausschließlich tierischer Herkunft (Fleisch, Milchprodukte) sein sollte. Im Gegenteil: Es sollte zu zwei Dritteln von pflanzlichen Eiweißträgern stammen und nur zu einem Drittel aus tierischem Protein bestehen. Das heißt, wir kommen am Tag mit weniger als 20 Gramm des stark sauren tierischen Proteins aus! Dies ist zum Beispiel jeweils in 100 Gramm Schweine- oder Rindfleisch bzw. Geflügel, 80 Gramm Hartkäse oder 0,6 Liter Vollmilch enthalten.

Tierische Eiweißlieferanten enthalten dabei in der Regel wesentlich mehr Fett (und Kalorien) als pflanzliche Eiweißträger, und dieses Fett trägt seinerseits zur Übersäuerung bei.

Wer hingegen auf eine Eiweißversorgung aus pflanzlicher Herkunft achtet, versorgt seinen Körper gleichzeitig auch mit faserigen Ballaststoffen, die die Verdauung anregen und der Entgiftung dienen, sowie mit wasserlöslichen Vitaminen.

Gesunde und ungesunde Kohlenhydrate

Kohlenhydrate sind die wichtigsten Energielieferanten für den Organismus. 1 Gramm Kohlenhydrate liefert bei der Verbrennung 4,1 Kilokalorien. Nervenzellen, Gehirn und rote Blutkörperchen können ihre Energie nur aus Kohlenhydraten gewinnen.

Verzichten Sie so weit wie möglich auf Zucker und Süßigkeiten. Sie übersäuern den Körper und liefern nur leere Kalorien ohne Vitalstoffgehalt.

Kohlenhydrate werden – nach der Länge und Komplexität ihrer Moleküle – in Ein- und Zweifachzucker (Monosaccharide und Disaccharide) und Stärke (Mehrfachzucker oder Polysaccharide) unterschieden.

Monosaccharide: Es handelt sich um Glucose (Traubenzucker), Fructose (Fruchtzucker) und Lactose (Milchzucker). Sie bestehen aus jeweils einem Baustein Zucker.

Disaccharide: Dazu zählen Rohr- und Haushaltszucker. Sie bestehen aus je zwei Bausteinen Zucker.

Polysaccharide: Das sind die so genannten komplexen Kohlenhydrate (Stärke), die jeweils aus vielen Bausteinen Zucker bestehen.

Disaccharide werden zu Glucose und/oder Fructose (Einfachzucker) verdaut, damit sie im Stoffwechsel verwertet werden können. Da Einfachzucker sehr schnell aufgespalten werden, fluten hierbei auch besonders schnell viele Säuren an. Einfachzucker wirken deshalb im Organismus sehr stark Säure bildend.

Viel positiver ist die Bilanz der Polysaccharide, die in vielen Schritten langsam aufgespalten werden und deshalb letztlich nur schwach säuernd wirken. Entsprechend sättigen stärkereiche Lebensmittel auch länger. Stärke ist in allen pflanzlichen Lebensmitteln vorhanden, vor allem in Getreide, Hülsenfrüchten, Kartoffeln, Obst und Gemüse.

So viele Kohlenhydrate braucht der Mensch

Der Anteil der Kohlenhydrate an der täglich aufgenommenen Energiemenge sollte etwa 60 Prozent betragen – bei einem Energiebedarf von 2200 Kilokalorien entspricht dies etwa 320 Gramm Kohlenhydraten.

Hiervon sollten Sie wiederum den überwiegenden Teil in Form von komplexen Kohlenhydraten zu sich nehmen. Sie sind in den stärkereichen und säurearmen Lebensmitteln enthalten: Gemüse und Obst, Hülsenfrüchte, Kartoffeln, Vollkornreis, Vollkornnudeln und andere Vollkornprodukte wie Getreide, Müsli oder Getreidekeime.

Fett ist nicht gleich Fett

Fett ist der energiereichste Brennstoff für den Stoffwechsel. Bei seiner Verbrennung werden pro Gramm Fett 9,3 Kilokalorien freigesetzt. Fett ist aber nicht nur ein »Dickmacher«, sondern ein wichtiger Baustein der Zellen.

Fett hat im Körper viele wichtige Aufgaben: Es liefert die fettlöslichen Vitamine A, D, E und K, es polstert die Organe ab (zum Beispiel Nieren, Augen, Haut, Nerven), es schützt vor Kälte und als Depotfett (im Fettgewebe unter der Haut) ist es ein Vorratsspeicher für in Mangelzeiten benötigte Energie.

Je 40 Gramm Fett sind enthalten in: 100 Gramm Crème fraîche, 100 Gramm Kartoffelchips, 10 Trüffelpralinen, 120 Gramm Schokolade, 6 Scheiben Salami – und in 40 Kilogramm Kartoffeln.

So viele Fette braucht der Mensch

Der tägliche Fettanteil in der Ernährung sollte ein Drittel der Gesamtkalorien pro Tag ausmachen, denn es gilt schlicht und einfach: Zu viel Fett macht fett. Übergewicht und viele Krankheiten können die Folge einer zu fettreichen Ernährung sein, wobei natürlich auch die versteckten (unsichtbaren) Fettanteile zu berücksichtigen sind.

Als Minimum sollten Sie bei einer Reduktionsdiät aber 30 Gramm Fett pro Tag nicht unterschreiten, in einer ausgewogenen Dauerkost sollten es 60 bis 70 Gramm täglich sein. Allerdings gilt hier: Fett ist nicht gleich Fett!

Gesättigte und ungesättigte Fettsäuren

Fette sind chemisch aus verschiedenen Fettsäuren aufgebaut. Man unterscheidet gesättigte, einfach ungesättigte oder mehrfach ungesättigte Fettsäuren.

Tipp: Geben Sie immer einige Tropfen gutes Pflanzenöl an Salate oder auch in Gemüsesäfte. So können Vitamine besser verwertet werden.

Gesättigte Fettsäuren: Sie leisten keinen nennenswerten Beitrag für unsere Gesundheit, im Gegenteil: Sie liefern das »schlechte« Cholesterin (siehe dazu auch Seite 75), das die Arterien verstopft, und sie sind hauptsächlich in Fleisch, Wurst, Schmalz, Eiern, Butter und fettem Käse enthalten.

Einfach ungesättigte Fettsäuren: Sie sind – wie auch die mehrfach ungesättigten – für den Körper sehr wichtig. Der Organismus ist in der Lage, sie selbst aufzubauen. Einfach ungesättigte Fettsäuren sind beispielsweise in Olivenöl oder Avocados enthalten.

Mehrfach ungesättigte Fettsäuren: Sie muss der Körper über die Ernährung erhalten und finden sich vor allem in Fisch (hier in Form der Omega-3-Fettsäuren) und in Keimölen (Sonnenblumenkernöl, Distelöl, Weizenkeimöl).

Gesättigt oder ungesättigt?

- Ob ein Nahrungsfett reich an gesättigten oder ungesättigten Fettsäuren ist, können Sie an seiner Beschaffenheit erkennen: Je weicher oder flüssiger ein Fett ist, wenn Sie es aus dem Kühlschrank nehmen, desto mehr ungesättigte Fettsäuren enthält es und desto gesünder ist es auch.
- Die gesättigten Fettsäuren verursachen einen erhöhten Cholesterinspiegel, die ungesättigten Fettsäuren können ihn sogar senken.

Blutfettwerte

Ein bestimmter Fettgehalt im Blut ist normal und notwendig, bei falscher und zu fettreicher Ernährung allerdings sind meist zwei Blutfettarten erhöht: die Triglizeride und das Cholesterin.

Beim Cholesterin unterscheidet man das »schlechte« und das »gute«: Das gute Cholesterin (LDL, »Low Density Lipoptrotein«, Lipoprotein mit niedriger Dichte) schont die Blutgefäße, weil es Ablagerungen aus schlechtem Cholesterin (HDL, »High Density Lipoprotein«, Lipoprotein mit hoher Dichte) aus ihnen entfernt, die sonst zu Arteriosklerose (»Arterienverkalkung«), Bluthochdruck, Herzinfarkt und Schlaganfall führen können.

Ballaststoffe sind kein Ballast

Lange Zeit glaubte man, dass sie unnütz oder sogar schädlich seien und nannte sie deshalb zu Unrecht Ballaststoffe. Ballaststoffe kommen nur in pflanzlichen Lebensmitteln vor, in Fleischwaren, Milchprodukten und Fetten sind sie praktisch nicht vorhanden. Ballaststoffe bestehen aus Mehrfachzuckern (Stärke), die jedoch keine Energie liefern. Sie sind unverdaulich und gelangen nicht ins Blut. Sie binden Wasser, giftige Substanzen und eben auch Säureschlacken an sich – diese werden dann später mit dem Stuhlgang ausgeschieden.

Weil Ballaststoffe hart und faserig sind, müssen sie intensiver gekaut werden. Dadurch wird mehr Speichel gebildet und der Magen wird vorbereitet, Magensaft für die Verdauung zu produzieren. Durch das längere Kauen wird außerdem das Zahnfleisch gut durchblutet und es werden vermehrt die Zucker spaltenden Enzyme im Speichel ausgeschüttet.

Aufgaben der Ballaststoffe

Wenn der Nahrungsbrei im Magen ist, binden Ballaststoffe dort Wasser an sich. Im Dünndarm verzögern sie die Aufnahme der Nährstoffe ins Blut, so auch die von Zucker. Nach einem Essen mit reichlich Ballaststoffen steigt der Blutzuckerspiegel langsamer an. Und sie erfüllen noch weitere Aufgaben: Im Darm binden sie freie Gallensäuren und scheiden sie ebenfalls mit dem Stuhlgang aus. Dies hat zur Folge, dass die Leber weniger Gallensäuren zur Bildung von Cholesterin zur Verfügung hat, der Cholesterinspiegel sinkt.

Wasserlösliche und -unlösliche Ballaststoffe

Man unterscheidet zwischen wasserlöslichen und -unlöslichen Ballaststoffen.

Lösliche Ballaststoffe sind Quellstoffe, die bis zum 100fachen ihres Eigengewichts Flüssigkeit an sich binden. Dazu gehören Hemizellulosen und Pektine, die reichlich in Obst vorkommen. Sie ermöglichen das Gelieren von Marmelade.

Unlösliche Ballaststoffe sind die Zellulosen in Getreide und Hülsenfrüchten. Weizenkleie ist zum Beispiel isolierte Zellulose des Weizens.

Tipp

So kochen Sie fettarm: Binden Sie Saucen und Suppen mit Vollkornmehl (zum Beispiel Dinkel), es verklumpt nicht und Sie benötigen keine Mehlschwitze. Dämpfen Sie Zwiebeln und/oder Gemüse in wenig Gemüsebrühe an anstatt in Fett. Ersetzen Sie Sahne durch Milch und Crème fraîche durch saure Sahne.

Quellstoffe und Zellulosen bewirken, dass der Nahrungsbrei im Darm aufquillt. Dadurch wird der Darm angeregt, sich zu bewegen und den Nahrungsbrei vorwärts zu schieben. Das hat zur Folge, dass der Stuhlgang besser funktioniert, und es gelangen weniger Schadstoffe und Cholesterin aus dem Darm ins Blut. Schließlich wirkt sich dieser Effekt positiv auf den pH-Wert im Darm aus, da die Säureabfallprodukte nur kurz im Darm verweilen. So gesehen, hat die regelmäßige Aufnahme von Ballaststoffen nicht nur eine darmreinigende, sondern auch eine entsäuernde bzw. eine pH-Wert stabilisierende Wirkung.

Sehr wichtig ist, dass Sie viel trinken, damit die Ballaststoffe auch gut aufquellen können – schon deshalb sollten es mindestens 2 Liter pro Tag sein.

So viele Ballaststoffe braucht der Mensch

Ballaststoffe sind reichlich in allen pflanzlichen Lebensmitteln vorhanden. In Obst und Säften (als Pektine), in Gemüse, Getreide, Kartoffeln, Hülsenfrüchten und Vollkornprodukten. Auch Nüsse und Trockenobst sind ballaststoffreich, doch haben sie auch viele Kalorien. Bei Obst ist Beerenobst (Erd-, Johannis-, Stachel-, Brombeeren usw.) führend; bei Gemüse sind es frische Erbsen, Brokkoli und die Kohlsorten.

Die tägliche Ballaststoffzufuhr sollte 30 Gramm betragen, unabhängig von Körpergewicht und Energiebedarf. Die Hälfte der Ballaststoffe soll aus löslichen Ballaststoffen (Pektinen) von Obst und Gemüse bestehen, die andere Hälfte liefern Getreide und Hülsenfrüchte.

Wenn Ihre Ernährung zu wenig Ballaststoffe enthält

In erster Linie werden Sie unter einer schlechten Verdauung und damit verbunden unter Verstopfung leiden. Möglicherweise können im Darm auch Ausstülpungen (so genannte Divertikel) entstehen, die eine Verstopfung weiter begünstigen, oder es entsteht das Krankheitsbild des Reizdarms (Colon irritable); hierbei wechseln sich Durchfall und Verstopfung ab, außerdem treten Schmerzen und Blähungen auf. Auch die Entstehung von Darmkrebs steht möglicherweise in Zusammenhang mit einer ballaststoffarmen Ernährung. Das Risiko hierfür kann steigen, wenn die tägliche Ernährung auch zu fettreich ist und zu viel tierisches Eiweiß enthält. Da zudem eine ballaststoffarme Ernährung oft an einen hohen Konsum von fettreichem Fastfood und Süßigkeiten

Säuglinge und Kleinkinder dürfen keine zusätzlichen Ballaststoffe erhalten. Es besteht sonst das Risiko eines gefährlichen Darmverschlusses!

gekoppelt ist, sind indirekt auch Übergewicht und die damit verbundenen Gesundheitsrisiken eine Folge des überwiegenden Verzehrs von Nahrung mit zu wenig Ballaststoffen.

Ballaststoffreiche Lebensmittel

Ballaststoffgehalt in Gramm in jeweils 100 Gramm Lebensmittel:

- Graubrot (6 ,0)
- Weißbrot (4 ,0)
- Schwarzbrot (8,0)
- Vollkorntoast (7,0)
- Knäckebrot, je nach Sorte (10,0 – 14,0)

- Linsen (10,5)
- Paprika (3,5)
- weiße Bohnen (17,0)
- Rosenkohl (4,5)
- Gemüse (Durchschnitt 2,0 – 3,0)
- Obst (Durchschnitt 1,0)
- Bananen, Äpfel, Mandarinen (2,0)
- Birnen (3,5)
- Trockenobst (9,0)
- Beerenobst (ca. 5,0)
- Leinsamen* (10,0)
- Weizenkleie* (43,0)

(* 1 Esslöffel Leinsamen entspricht 15 g = 1,5 g Ballaststoffe; 1 Esslöffel Weizenkleie entspricht 10 g = 4,3 g Ballaststoffe)

Nahrungsmittel bewerten

Nahrungsmittel wirken sich unterschiedlich auf den Säure-Basen-Haushalt im Körper aus. Anhand der folgenden Tabelle (Seite 82 ff.) können Sie einschätzen, ob ein Lebensmittel im Körper einen sauren (–), basischen (+) oder neutralen Effekt (0) hat. Je höher der angegebene Zahlenwert, umso stärker ist der Effekt.

Nahrungsmittel und ihre Inhaltsstoffe

Nahrungsmittel (100 g bzw. 100 ml)	Eiweiß (g)	Fette (g)	Kohlenhydrate (g)	Ballaststoffe (g)	Energie (kcal)	Säure/Base (S/B)	Wert
Buttermilch	3,5	0,5	4,8	*	39	B	+ 1,3
Edamer, 45 % Fett i. Tr.	24,8	28,3	*	*	371	S	– 18,1
Milch, 3,5 % Fett	3,3	3,6	4,8	*	67	B	+ 4,5
Quark, mager	13,5	0,3	4,0	*	78	S	– 17,3
Sahne, 30 % Fett	2,4	31,7	3,4	*	317	S	– 3,9
Hühnerei, 58 g	7,5	6,5	0,4	*	97	S	– 20,0
Hühnereigelb	16,1	31,9	0,3	0,0	353	S	– 20,0
Hühnereiweiß	10,9	0,2	0,7	0,0	48	N	0
Butter	0,7	83,2	0,7	*	775	S	– 3,9
Margarine	0,2	80,0	0,4	*	746	S	– 7,5

Olivenöl	0,0	99,6	0,2	0,0	897	N	0
Sonnenblumenöl	0,0	99,8	*	0,0	898	N	0
Ente	18,1	17,2	*	*	243	S	– 10,5
Huhn	20,6	5,6	*	*	144	S	– 10,5
Kalb, Kotelett	21,1	3,1	*	*	122	S	– 35,0
Rind, Keule	21,0	7,1	*	*	160	S	– 34,5
Schwein, Filet	19,3	11,9	0,0	0,0	198	S	– 38,0
Schwein, Kotelett	19,0	13,0	0,0	0,0	207	S	– 38,0
Schweineschinken, gekocht	21,4	12,8	0,0	0,0	216	S	– 38,0
Leberwurst, mager	17,0	21,0	*	0,0	257	S	– 34,0
Salami	18,5	33,0	*	0,0	371	S	– 38,0
Forelle	19,5	2,7	*	*	112	S	– 11,8
Hering, mariniert	16,5	16,0	*	*	225	S	– 20,0
Kabeljau	17,7	0,4	*	*	82		

* in Spuren enthalten

Nahrungsmittel und ihre Inhaltsstoffe

Nahrungsmittel (100 g bzw. 100 ml)	Eiweiß (g)	Fette (g)	Kohlenhydrate (g)	Ballaststoffe (g)	Energie (kcal)	Säure/Base (S/B)	Wert
Makrele, geräuchert	20,7	15,5	*	*	238	S	– 11,8
Thunfisch, in Öl	23,8	20,9	*	*	303	S	– 20,0
Eierteigwaren	13,1	2,8	66,8	3,4	354	S	– 5,9
Haferflocken	13,5	7,0	61,2	6,7	371	S	– 9,2
Reis, poliert	7,0	0,6	78,4	1,4	351	S	– 39,1
Reis, unpoliert (natur)	7,4	2,2	74,6	4,0	353	S	– 12,5
Roggenbrot	6,7	1,0	39,4	5,5	197	S	– 17,0
Vollkornbrot, -teigwaren	15,0	3,0	64,0	9,0	343	S	– 10,0
Weißbrot	8,2	1,2	49,7	2,9	247	S	– 2,0
Blumenkohl	2,5	0,3	2,7	2,9	23	B	+ 3,1

Champignons	2,7	0,2	0,3	1,9	14	B	+ 4,5
Grüne Bohnen	2,4	0,2	6,0	2,9	37	B	+ 11,5
Kartoffeln	2,0	0,1	15,4	2,5	70	B	+ 8,1
Kopfsalat	1,3	0,2	0,9	1,5	10	B	+ 14,1
Linsen, getrocknet	23,5	1,4	50,8	10,6	321	B	+ 6,0
Möhren	1,0	0,2	5,2	3,4	26	B	+ 9,5
Rotkohl	1,5	0,2	3,2	2,5	20	B	+ 6,3
Salatgurke	0,6	0,2	2,2	0,9	13	B	+ 31,5
Spinat	2,5	0,3	0,6	1,8	14	B	+ 13,1
Tomaten	0,9	0,2	2,9	1,8	17	B	+ 13,6
Zwiebeln	1,3	0,3	6,2	3,1	32	B	+ 3,0
Äpfel	0,3	0,4	11,9	2,3	53	B	+ 4,1
Aprikosen, Dose	0,5	0,1	17,0	1,3	71	B	+ 6,6
Bananen	1,1	0,2	18,8	2,0	81		

* in Spuren enthalten

Nahrungsmittel und ihre Inhaltsstoffe

Nahrungsmittel (100 g bzw. 100 ml)	Eiweiß (g)	Fette (g)	Kohlenhydrate (g)	Ballaststoffe (g)	Energie (kcal)	Säure/Base (S/B)	Wert
Birnen	0,5	0,3	10,0	2,8	45	B	+ 3,2
Erdbeeren	0,8	0,4	6,3	2,0	32	B	+ 3,1
Grapefruits	0,6	0,2	9,3	0,6	41	B	+ 9,9
Kirschen, süß	0,9	0,4	12,7	1,9	58	B	+ 4,4
Orangen	1,0	0,2	9,5	2,2	44	B	+ 9,2
Rosinen	2,5	0,6	66,2	5,4	280	B	+ 15,1
Weintrauben	0,7	0,3	16,2	1,6	70	B	+ 7,6
Erdnüsse, geröstet	26,4	49,4	8,9	7,4	613	S	– 12,7
Haselnüsse	14,1	61,6	10,6	7,4	678	N	0
Mandeln, süß	18,3	54,1	9,3	9,8	622	S	– 0,6

Walnüsse	**14,4**	**62,5**	**12,1**	**4,6**	**694**	**S**	**– 8,0**

▶ Nährwerte und Säuregrad von Getränken resultieren aus den verarbeiteten Grundstoffen. So sind Frucht- und Gemüsesäfte sowie Frucht- und Kräutertees aufgrund ihrer leicht basischen pH-Werte und den enthaltenen Mineralien und Vitaminen zu empfehlen. Als Mineralwasser sollten Sie stilles Wasser ohne Kohlensäure bevorzugen.

▶ Alkoholhaltige Getränke (Bier, Wein, Spirituosen) sind – je nach Berechnungsart – nur leicht sauer, manchmal werden sie auch als leicht basisch vermerkt. Alkoholische Getränke wirken aber stark entwässernd und dürfen deshalb nicht der täglich empfohlenen Trinkmenge von 2 bis 3 Litern Flüssigkeit zugerechnet werden. Im Gegenteil: Der Alkoholkonsum muss durch zusätzliche Flüssigkeitsaufnahme ausgeglichen werden.

Unterstützung des Säureabbaus

Bewegungsmangel ist einer der Hauptrisikofaktoren für Herz-Kreislauf-Erkrankungen. Zugleich bewirkt zu wenig körperliche Aktivität eine Säurebelastung des Körpers. Oder positiv formuliert: Wer sich regelmäßig bewegt, wirkt einer Übersäuerung optimal entgegen. Deshalb ist regelmäßige körperliche Aktivität neben einer Ernährungsumstellung hin zu einer basenreichen Kost die zweite wichtige Säule einer Entsäuerungskur, Abbau von Stress stellt die dritte Säule dar.

Es ist eine Frage der Gewohnheit, ob Sie Ihre Freizeit überwiegend im Sitzen verbringen oder sich lieber bewegen. Wenn Sie erst einmal damit begonnen haben, körperlich aktiver zu werden, wird Ihr Körper nach einer Umstellungsphase von selbst nach regelmäßiger Bewegung verlangen.

Bewegung zur Entsäuerung

Je mehr Sauerstoff man einatmet, umso besser können Säuren und Schlacken im Gewebe verbrannt und ausgeschieden werden. Durch sitzende Tätigkeit und Bewegungsmangel ist jedoch unsere Atmung zu flach geworden und das Atemvolumen ist verringert. Auf Dauer leidet so die Fähigkeit des Körpers, Sauerstoff aufzunehmen.

Regelmäßiges sanftes Ausdauertraining (Spazierengehen, Nordic Walking, Radfahren, Schwimmen, Gymnastik) verbessert deutlich die Sauerstoffaufnahme und damit die -versorgung aller Organe und Gewebe. Zudem laufen die Pufferungsprozesse effektiver ab.

Weil Bewegung auch Kreislauf und Durchblutung anregt, können Stoffwechselabfallprodukte (wieder) besser aus den Zellen abtransportiert werden. Ideal wäre es, wenn Sie sich täglich mindestens für etwa 30 Minuten aktiv bewegen (walken, schwimmen, Rad fahren, tanzen, im Garten arbeiten usw.). Bauen Sie Ihr tägliches »Fitnessprogramm« fest in Ihren Tagesablauf ein und tun Sie das, was Ihnen Spaß macht. Dann profitiert auch Ihre Psyche von der körperlichen Aktivität.

Entsäuerung durch die Atmung

Die Atmung hat für die Säure-Basen-Balance eine zentrale Aufgabe: Über die Atemluft scheiden wir Kohlensäure aus, die wir als Kohlendioxid (CO_2) abatmen. Während der körperlichen Betätigung atmen wir tiefer und schneller – und kurbeln damit diese so wichtige Säure-Ausscheidungsfunktion an. Dieser Effekt hält übrigens noch eine

Weile nach Beendigung der Aktivitäten an. Unterstützt wird diese natürliche Form der Entsäuerung durch Schwitzen über die Haut.

Anti-Stress-Methoden zur Entsäuerung

Schon seit fast 100 Jahren gibt es Anti-Stress-Methoden wie das autogene Training. Und aufgrund der zunehmenden Stressbelastung werden sie immer wichtiger, denn Stress stört die Säure-Basen-Balance im Körper. Bei starker Anspannung ist die Aktivität des sympathischen (unbewussten) Nervensystems im Körper erhöht. Blutdruck, Herz- und Atemfrequenz, die Durchblutung der Muskulatur und die Schweißdrüsentätigkeit nehmen zu, die Verdauung verlangsamt sich. Dies dient dazu, den Organismus auf Kampf oder Flucht vorzubereiten.

Könnten wir tatsächlich in stressbelasteten Situationen entweder »die Beine in die Hand nehmen« oder die Fäuste gebrauchen, würde sich die aufgestaute Erregung entladen und das vegetative Gleichgewicht bald wieder einstellen. Das ist aber heute meist nicht möglich – eine der Hauptursachen dafür, dass zu viel Stress krank macht und die nutzlos mobilisierten, aber nicht abgearbeiteten Energien die Verschlackung vermehren.

Dem Stress die Spitze nehmen

Am besten wäre es, wenn man Stress weitgehend meiden könnte. Dies ist aber nur begrenzt möglich, oft kann man äußere Bedingungen einfach nicht ändern. Man muss also lernen, anders mit Belastungen umzugehen. Hier helfen Entspannungsmethoden. Viele Stressoren schaffen wir uns dabei selbst, indem wir uns unnötig unter Druck setzen und zu hohe Erwartungen an uns stellen. Stressmanagement, der erfolgreiche Umgang mit Stress, ist das, was wir tun können.

Atemtechniken

Durch besseres Atmen bekommt der Körper mehr Sauerstoff, Verkrampfungen im Brustraum lösen sich.

Tiefenatmung: Tief ausatmen und dann in den Bauch hinunter atmen, bis sich die Bauchdecke fühlbar wölbt. 10-mal wiederholen.

Stoßatmung: Tief in den Bauch einatmen und dann durch Bewegung der Bauchmuskeln Luft ausstoßen. 10-mal wiederholen.

Autogenes Training

Das autogene Training beruht darauf, dass wir uns allein durch die Vorstellung (Autosuggestion) von Ruhe und Schwere in einen Zustand tiefer Entspannung versetzen können. Die Methode wurde Anfang des 20. Jahrhunderts von. J. H. Schultz entwickelt.

Das autogene Training besteht aus 6 aufeinander folgenden 3- bis 4-minütigen Übungen. Jede Trainingssitzung beginnt mit einer »Ruheeinstellung«, die helfen soll, von Anspannung auf Entspannung umzuschalten.

Entspannung geht körperlich zudem mit einem Gefühl von Wärme, einer vertieften Atmung, einem ruhigeren Herzschlag einher. Die weiteren Übungen des autogenen Trainings zielen darauf ab, sich in diese Zustände per Autosuggestion hineinzuversetzen.

Tipp

Entspannungstechniken kann jeder erlernen. Entweder mit Hilfe von Büchern oder CDs oder unter fachkundiger Anleitung. Entsprechende Kurse werden zum Beispiel von Volkshochschulen, in Gesundheitszentren oder auch von Ärzten und Psychotherapeuten angeboten.

Leichte gymnastische Übungen

Durch leichte Gymnastik wird der Körper geschmeidiger und findet mehr Harmonie. Viele Übungen können sitzend zwischendurch auf dem Schreibtischstuhl ausgeführt werden. Beispiele: Schultern kreisen; Beine strecken und Fußgelenke lockern; den ganzen Körper räkeln und strecken. Es kommt darauf an, diese Übungen dauerhaft in den Alltag einzubauen, damit sie zur automatisierten Routine werden.

Stress lässt sich nicht immer vermeiden. Man kann jedoch lernen, mit Belastungen gelassener und gesünder umzugehen. Entspannungsübungen helfen dabei.

Phantasieübungen

Es fördert die Entspannung, sich angenehme Bilder vorzustellen (zum Beispiel eine Frühlingswiese) und sich dabei ganz auf Geräusche, Gerüche und Gefühle zu konzentrieren.

Tiefenentspannung nach Jacobson

Diese Methode wurde von dem amerikanischen Arzt und Physiologen Edmund Jacobson in den 1930er Jahren entwickelt. Sie basiert darauf, dass Entspannung leichter fällt, wenn man sich vorher bewusst angespannt hat. Die Technik beinhaltet, dass nacheinander alle Muskelgruppen des Körpers für einige Sekunden fest angespannt werden, um dann plötzlich losgelassen zu werden und so Entspannung bewusster zu spüren und auch selbst hervorrufen zu können. Durch die Abfolge von gezielten Muskelanspannungen im ganzen

Körper und anschließender Entspannung wird ein Zustand tiefer körperlicher Ruhe erreicht. Die Übungen dauern 20 bis 30 Minuten, geübt werden sollte mindestens 3- bis 4-mal pro Woche, am besten aber täglich.

Yoga

Viele Yogaübungen dienen Körper und Seele. Die Bewegungen werden sehr langsam ausgeführt, dabei wird auf Tiefenatmung geachtet. Yoga wird in Kursen gelehrt. Man sollte es am besten täglich 30 Minuten lang durchführen, weniger hilft aber auch schon.

Sofortprogramm zur Entsäuerung

Wenn wir bereits chronisch übersäuert sind und uns müde und unwohl fühlen, sollte vor einer Umstellung der Ernährung und der Lebensweise eine Entgiftung und Entschlackung stehen. So wird das Gewebe von Schlacken und Säurenestern gereinigt. Oft atmet auch die Psyche auf und wir fühlen uns wohler, aktiver und verjüngt!

- *Fasten – entfigten und entschlacken*
- *Die Entsäuerung unterstützen*
- *Entsäuerungs- und Wellness-Programm*
- *Rezepte zur gezielten Entsäuerung*

Fasten – entgiften und entschlacken

Beim Fasten verändert sich vieles im Körper: Die Harnsäurekonzentration steigt an und durch die losgelösten Säuren aus dem Bindegewebe verschieben sich die Pufferverhältnisse des Säure-Basen-Haushalts deutlich. Dies ist die Voraussetzung dafür, dass Schlacken und Giftstoffe aus dem Organismus herausgeschleust werden können. Das A und O dabei: viel trinken.

Aufbau einer Fastenkur

Heilfasten ist eine Kunst für sich. Im Folgenden sei deshalb nur der Ablauf in einigen Punkten skizziert. (Über den detaillierten Ablauf einer Fastenkur etwa nach Buchinger oder nach F. X. Mayr kann man sich direkt bei den Kureinrichtungen informieren, die diese Methoden anbieten.)

Zum Abführen eignet sich auch das weniger bittere F.X. Mayr-Passagesalz (aus der Apotheke).

▶ Essen Sie am Tag vor dem Kurbeginn weniger als sonst, ersetzen Sie die Abendmahlzeit durch gedünstetes Gemüse und Naturjoghurt.

▶ Trinken Sie am Morgen des 1. Fastentages 40

Gramm Bittersalz, aufgelöst in 1/2 Liter Wasser-Obstsaft-Gemisch (der Saft mildert den Geschmack). Bittersalz (Magnesiumsulfat) wirkt stark abführend, alle Stoffwechselendprodukte, die noch im Darm lagern, werden so schnell hinausbefördert. Bleiben Sie deshalb in der Nähe der Toilette.

▶ Trinken Sie über den Kurtag verteilt 2 Liter Fastentee (siehe Tipp auf Seite 101) und zusätzlich stilles Mineralwasser sowie verdünnte Obst- oder Gemüsesäfte. Je mehr Flüssigkeit Sie aufnehmen, umso besser für die Entschlackung. Und: Das Hungergefühl wird gedämpft. Auch Mate-Tee ist empfehlenswert, da er den Appetit hemmt.

Ein sehr gutes Bindemittel für die Basen-Suppe sind Kartoffeln. Auch Dinkelmehl (Naturkostladen) bindet bereits in geringen Mengen sämig ab.

▶ Für mittags und abends bereiten Sie sich zusätzlich eine frische Bassen-Gemüsesuppe zu, für die Sie alle Gemüsesorten der Saison verwenden können. Sparen Sie an Salz und verwenden Sie kein Fett. Kräuter sollten Sie jedoch verschwenderisch einsetzen.

Basen-Gemüsesuppe

***Zutaten:* 700–800 g gemischtes Gemüse der Jahreszeit (Karotten, Lauch, Sellerie, Kartoffeln, Fenchel, Petersilienwurzel), 1 Knoblauchzehe,**

1 Zwiebel, 4 Lorbeerblätter, 3 Gewürznelken, Wacholderbeeren, Muskatnuss, Meersalz, frische Kräuter (Basilikum, Petersilie, Schnittlauch)

Gemüse putzen, waschen und zerkleinern. In einen Kochtopf geben und mit knapp 2 Liter Wasser aufgießen. Knoblauch und Zwiebel abziehen und klein schneiden. Lorbeer, Nelken und Wacholderbeeren in einem Kochsäckchen dazugeben. Das Ganze zum Kochen bringen, dann 20 Minunten köcheln lassen. Gewürzsäckchen entfernen, weiches Gemüse durch ein Sieb passieren. Falls die Suppe zu dick ist, mit etwas Wasser verdünnen. Mit Muskat und Salz abschmecken. Kräuter hacken und direkt vor dem Servieren in die Suppe geben.

Fastenbrechen

Nach 3 bis 5 Fastentagen brechen Sie das Fasten, indem Sie am Morgen 1 weich gedünsteten, geschälten Apfel zu sich nehmen. Mittags und abends dürfen Sie etwas Reis essen. Verzichten Sie an diesem Tag aber unbedingt noch auf tierische Produkte und Rohkost, weil diese die Verdauung zu stark belasten!

Wer keine 3 oder gar 5 Tage durchhält: Bereits 1 oder 2 Tage Heilfasten bewirken eine gute Entschlackung und Entsäuerung und helfen Ihnen beim Umschalten auf eine basenreiche Kost. Erfahrungsgemäß lässt aber das Hungergefühl schnell nach, weil der Körper seinen Stoffwechsel der Ernährungssituation anpasst und auf Sparflamme schaltet. Das Fasten ist deshalb vor allem eine Heilmaßnahme, der Einfluss auf das Gewicht steht nicht im Vordergrund. Trotz der geringen Kalorienzufuhr fühlt man sich erstaunlich fit und leistungsfähig. Wenn Sie an einer Funktionsstörung von Schilddrüse, Leber oder Nieren oder an einer Herzkrankheit leiden, müssen Sie jedoch unbedingt vor der Kur mit Ihrem Arzt Rücksprache halten.

Tipp

Fastentee: Je 20 Gramm Lindenblüten, Fenchelsamen, Schafgarbe, Gänsefingerkraut, Melisse, Salbei und Zinnkraut mischen. 1 Esslöffel dieser Mischung mit 1 Liter kochendem Wasser übergießen, 3 Minuten lang ziehen lassen, abseihen. Über den Tag verteilt trinken.

Basenpulver zur Entsäuerung

Bei einer akuten Übersäuerung, aber auch zur Unterstützung der Entsäuerung bei einer Fastenkur empfiehlt es sich, zusätzlich ein Basenpulver einzunehmen. Zu Beginn des Fastens kann es zu einer starken Anflutung von gelösten Säuren, Schlacken und Schadstoffen im Blut und in der interzellularen Flüssigkeit kommen, was Beschwerden wie Müdigkeit, Übelkeit, Kreislaufprobleme, starkes Schwitzen usw. auslösen kann. Diese werden auch als Fastenkrisen bezeichnet und treten vor allem auf, wenn zu wenig getrunken wird.

Das Basenpulver wird am besten jeweils 15 Minuten vor dem Frühstück, dem Mittag- und dem Abendessen eingenommen.

Sie erhalten Basenpulver-Mischungen als Fertigpräparate in der Apotheke oder im Reformhaus. Bitte halten Sie die angegebenen Dosierungsvorschriften ein! In der Regel soll man 2- bis 3-mal täglich 1 Teelöffel auf 1/4 Liter Wasser einnehmen. Es ist eine regelmäßige Anwendung für die Dauer von 4 Wochen notwendig, um einen nachhaltigen Säure ausleitenden Effekt zu erzielen. Eine starke Wirkung haben alle Mittel, die einen hohen Anteil von Natriumbikarbonat enthalten sowie Kalium, Kalzium, Magnesium und Natriumphosphat zur Anregung der Nieren.

In der Niere ist die Ausscheidung der sauren Stoffwechselschlacken vom Enzym Carboanhydrase abhängig, das zu seiner Aktivität das Spurenelement Zink benötigt. Bei einem Zinkmangel funktioniert die Ausscheidung über die Nieren nicht optimal. Deshalb muss der Körper auch ausreichend mit Zink versorgt werden.

Wann schaden Basenpulver?

Basische Mineralstoffpräparate gleichen den Säure-Basen-Haushalt nur kurzfristig aus. Sie können eine Umstellung der Ernährung deshalb nicht ersetzen – dies an alle, die meinen, dass sie dem Problem der Übersäuerung Herr werden, wenn sie nur täglich ein Pulver einnehmen. Auch manche Werbeaussagen suggerieren, dass das Pulver alle »Sünden« ausgleiche – dies ist jedoch keineswegs der Fall.

Wenn Sie an einer Nierenerkrankung oder Entzündung der Harnwege leiden, dürfen Sie Basenpulver nicht einnehmen: Es übt einen zu starken Reiz auf die Nieren und die Harnwege aus!

Zu Beginn der Behandlung mit Basenpräparaten kann es vorkommen, dass durch den veränderten pH-Wert des Urins eine alte, nicht ausgeheilte Entzündung der Harnwege aufflackert. In diesem Fall müssen Sie die Einnahme der Basenmedikamente unterbrechen. Es kann sogar vorübergehend ein Antibiotikum notwendig werden, damit die Entzündung wirklich ausheilen kann. Erst dann dürfen Sie die Entsäuerungstherapie fortsetzen.

Außerdem kann die Einnahme von Basenpulver eine Verdünnung des Stuhls bis hin zu Durchfall hervorrufen; die leicht abführende Wirkung wird mitunter als unangenehm empfunden. Generell gilt: Falls Sie das Gefühl haben, dass Sie ein Basenpräparat nicht vertragen, sollten Sie es lieber absetzen.

Die Entsäuerung **unterstützen**

Die Haut ist ein wichtiges Ausscheidungsorgan. Sie wird deshalb manchmal auch als die dritte Niere bezeichnet. Sind wir verschlackt, hilft es deshalb, durch Bäder, Abwaschungen oder Saunagänge die Poren der Haut zu öffnen und damit die Entsäuerung, die Durchblutung und letztlich unser Wohlbefinden zu fördern.

Die Base Natriumbikarbonat neutralisiert im Magen die Salzsäure und spaltet sie in Kochsalz und Wasser auf. Kochsalz ist wasserlöslich und wird über den Urin komplett ausgeschieden. Deshalb ist Natriumbicarbonat ein hervorragender Säurepuffer.

Wasseranwendungen

Viele Thermalquellen zeichnen sich durch einen hohen Anteil an entsäuerndem Natriumbicarbonat aus. Ein Kuraufenthalt in einem solchen Thermalbad wirkt deshalb heilend auf alle Beschwerden, die Folge einer Übersäuerung sind. Dabei wird die heilende Kraft des Wassers äußerlich und innerlich genutzt. Aber nicht jeder hat die Möglichkeit, bei Beschwerden gleich eine Kur in einem Heilbad zu machen.

Kuren in den eigenen vier Wänden

- Machen Sie doch einfach Ihr eigenes Badezimmer zu einem Kurbad! Lösen Sie ca. 100 Gramm Natriumbikarbonat (zum Beispiel Bullrich-Salz) in einem Vollbad auf (Temperatur 37 bis 39 °C), baden Sie 20 Minuten darin und ruhen Sie anschließend 1 Stunde nach. Solch ein Basenbad empfiehlt sich regelmäßig für Rheumatiker, aber auch bei beginnenden Infektionskrankheiten oder allgemeiner Schwäche.
- Eine ähnlich entschlackende und entgiftende Wirkung hat ein Bad mit Totem-Meer-Salz.
- Ein altbewährtes Hausmittel stammt aus Ungarn: Das Zuckerrübensirup-Bad. Zuckerrübensirup (»Rübenkraut«) wirkt basisch durch seinen hohen Elektrolytanteil. Verwenden Sie für ein Vollbad ca. 3 Esslöffel Sirup, den Sie im einlaufenden Badewasser auflösen. Empfohlen werden 3 Bäder in der Woche à 15 Minuten.

Abreibungen und Abwaschungen

Bei Abreibungen und Abwaschungen werden einzelne Partien des Körpers oder der ganze Körper mit kaltem oder leicht temperiertem Wasser abgewaschen. Die Waschungen regen die Durchblutung der Haut und damit eine milde Entsäuerung an.

So führen Sie eine Abwaschung durch

▶ Wichtig ist, dass der Körper vor der Waschung gut durchwärmt ist und dass auch der Raum, in dem Sie sich befinden, gut beheizt ist und vor allem keine Zugluft aufweist.

▶ Legen Sie ein Geschirrtuch mehrfach zusammen, bis es ungefähr handtellergroß ist. Füllen Sie eine Schüssel mit Wasser. Die Wassertemperatur sollte etwa 20 °C betragen, nur bei Kleinkindern, alten und geschwächten Menschen sollte sie höher sein (30 bis 32 °C).

▶ Tauchen Sie das gefaltete Tuch in das Wasser und drücken Sie es so weit aus, dass beim Waschen ein feiner Wasserfilm auf der Haut zurückbleibt.

▶ Die Waschung erfolgt mit kreisenden, streichenden, eher sanften Bewegungen. An den Gliedmaßen wird sie von außen (Hände, Füße) Richtung Herz durchgeführt.

▶ Die Waschung sollte nach ungefähr 2 Minuten beendet sein.

▶ Trocknen Sie sich nach der Waschung nicht ab, ziehen Sie trockene, warme Kleidung über und legen Sie sich dann für 30 Minuten ins vorgewärmte Bett.

Sie können dem Wasser für die Abwaschungen Folgendes zusetzen: 1 Esslöffel Kochsalz auf 1 Liter Wasser; Essig im Verhältnis 1:4 (zum Beispiel 100 Milliliter Essig auf 400 Milliliter Wasser); 10 Tropfen Arnikatinktur auf 1 Liter Wasser.

Dampfbad und Sauna

Sauna und Dampfbad führen zum einen kurzfristig ein starkes Schwitzen herbei, wirken also entschlackend bzw. entsäuernd. Durch den anschließenden Kältereiz, der auf den erhitzten Körper trifft, erfolgt zum anderen eine starke, Kreislauf und Stoffwechsel anregende Gefäßreaktion.

In den meisten Ländern außerhalb Deutschlands verletzt es die Etikette, wenn Sie nackt in die Sauna gehen. Lassen Sie daher dort die Badekleidung lieber an.

Der Hauptunterschied zwischen beiden Anwendungen besteht darin, dass das Dampfbad mit Temperaturen von 45 bis 60 °C etwas schonender ist als die Sauna (80 bis 90 °C). Im feuchten Dampfbad schwitzt man trotz der niedrigeren Temperatur genauso wie in der viel heißeren, aber trockenen Sauna, denn die extrem feuchte Luft leitet die Temperatur wesentlich besser als die trockene. Wichtig ist es, dass Sie vor, während und nach dem Saunabesuch viel trinken. Dies fördert das Schwitzen und Sie gleichen den Flüssigkeitsverlust aus.

Massagetherapie

Lokale Azidosen (örtlich begrenzte Übersäuerungszustände) treten auch als Gewebeverhärtungen im Bereich der Wirbelsäule, der Schultern, der

Oberarme und der Oberschenkel auf. Durch die Ablagerung von Säuremolekülen können teilweise sehr schmerzhafte, aber auch in der Behandlung sehr widerstandsfähige Gewebeknoten entstehen. Im weiteren Sinne werden diese Veränderungen auch als Weichteilrheumtismus bezeichnet.

Durch die Massagetherapie werden Säuren aus der Muskulatur freigesetzt und können anschließend über die Nieren ausgeschieden werden – sofern Sie genug trinken!

Entsäuerungs- und Wellness-**Programm**

Gönnen Sie sich hin und wieder einen oder zwei Tage, die nur Ihnen gehören und die Sie ganz Ihrer Entspannung, Entschlackung und damit Ihrer Gesundheit und Schönheit widmen. Sie tanken Kraft für den Alltag und stärken Ihre Abwehrkräfte gegen Stress und Erkrankungen. Versuchen Sie, sich nur Gutes zu tun, auch wenn Ihnen das vielleicht egoistisch vorkommt. Bedenken Sie: Sie können in Ihrer Partnerschaft, Ihrer Familie und auch im Beruf auf Dauer nur dann viel geben, wenn Ihre Speicher mit positiver Energie aufgefüllt sind.

Schlafen Sie während des Entsäuerungsprogramms möglichst viel. Die Nieren sind sozusagen nachtaktiv und arbeiten besser, wenn Sie ausreichend schlafen.

Zeit für Körper und Seele

Verbannen Sie Stress, Hektik und Alltagssorgen und genießen Sie Ihre private »Schönheits- und Gesundheitsfarm«! Was Ihnen wirklich gut tut, wissen Sie sicherlich selbst am besten. Da zur

Regeneration der Kräfte auch Freude gehört, müssen Tage der Askese sein, an denen Sie sich womöglich langweilen.

Sie können sich für Ihre kleine Kur durchaus positive Beschäftigungen und Unternehmungen aussuchen, zu denen Sie im Alltag zu selten Zeit und Muße haben. Hier einige Beispiele zur Anregung zu angenehmen Alltagsaktivitäten – wobei der beste Zeitraum für diese Unternehmungen der Nachmittag ist (Ausnahme ist hier der letzte Punkt):

Orientieren Sie sich nicht daran, was Sie nicht dürfen oder was »verboten« ist, sondern daran, was Sie selbst gern möchten und erreichen wollen – nur so werden Sie sich auf Dauer wirklich wohl fühlen.

- eine Wanderung oder eine Radtour unternehmen;
- eine Ausstellung oder ein Museum besuchen;
- in die Sauna oder zum Schwimmen gehen;
- Besuch beim Friseur oder der Kosmetikerin;
- eine Maniküre und Pediküre machen lassen;
- sich eine Massagebehandlung gönnen;
- abends ins Kino, Theater oder Konzert gehen.

Diese Liste ließe sich beliebig fortsetzen. Denken Sie daran, rechtzeitig Termine zu vereinbaren oder Eintrittskarten zu besorgen; informieren Sie sich über etwaige Öffnungszeiten.

Und vergessen Sie nicht: Das einzige Kriterium ist, dass die Aktivitäten Ihnen Spaß machen. Haben Sie aber das Bedürfnis, einmal nichts zu tun, außer zu lesen, Musik zu hören, zu dösen und zu träumen – wie es Müttern von kleineren Kindern oder beruflich sehr eingespannten Leuten oft geht –, dann geben Sie diesem Wunsch einfach nach!

Erst abschalten, dann umschalten

- Sehr gestresste Menschen haben oft nur noch den Wunsch, endlich einmal schlicht und ergreifend nichts zu tun. Sport- und Freizeitangebote erleben sie zunächst ebenfalls als Stress. Diese absolute Ruhepause ist nötig, um wirklich vom Alltag abschalten zu können.
- Auf Dauer geht es jedoch darum, umzuschalten – auf eine bessere, gesündere Lebensweise. Dies bedeutet letztlich eine andere, neue Form von Tätigsein.
- Wir lernen diese besser, wenn wir von den alten Gewohnheiten bewusst loslassen, indem wir gar nichts tun oder auch – was das Essen betrifft – fasten.

Die Vorbereitung Ihrer Entsäuerungskur

Eine gewisse Planung für Ihre Entsäuerungskur ist nötig, sie ist aber nicht sehr aufwändig. Dazu ein paar Tipps am Rande:

- Schalten Sie das Telefon auf Anrufbeantworter oder hängen Sie es aus, lassen Sie das Handy ausgeschaltet.
- Melden Sie sich bei Leuten offiziell ab, die Sie oft anrufen, falls nötig mit einer kleinen Notlüge, etwa, dass Sie den ganzen Tag unterwegs seien.
- Falls Sie aus familiären Gründen keine Möglichkeit haben, zu Hause ungestört zu sein, mieten Sie sich doch einen Tag in einer netten Pension oder einem ruhigen Hotel ein und bitten Sie Ihren Partner oder Freunde, die Kinder zu sich zu nehmen.

Probieren Sie doch auch einmal Obst- und Gemüsesorten aus, die Sie sonst nicht so häufig oder gar nicht verwenden.

Der Speiseplan

- Kaufen Sie alles, was Sie zum Essen und Trinken benötigen, am Tag vorher ein.
- Essen Sie nach Herzenslust eine säurearme, ballaststoffreiche Kost mit viel frischem Obst, Gemüse, Kartoffeln, Salaten und Vollkornprodukten. Die Nahrungsmenge richtet sich danach, ob Sie gleichzeitig ein wenig abnehmen wollen oder

ob Ihnen das nicht so wichtig ist. Wenn Sie Fett (Butter, Öl, Sahne) möglichst weglassen, werden Sie auf jeden Fall etwas an Gewicht verlieren, weil sowohl die Getränke als auch Obst, Salat und Gemüse entschlacken und entwässern.

- Verwenden Sie tierische Produkte (Fleisch, Eier, Käse, Wurst, Schinken, tierische Fette) extrem sparsam, wenn es Ihnen schwer fällt, ganz darauf zu verzichten.
- Trinken Sie mindestens 2 Liter, besser 3 Liter natürliches (stilles) Mineralwasser, Fruchtsaftschorle und Kräutertees. Am Abend ist auch eine kleine Weinschorle erlaubt.
- Lassen Sie sich für Ihren Speiseplan von der Rezeptesammlung ab Seite 118 ff. inspirieren. Nehmen Sie bei Bedarf (wenn zum Beispiel eine Urinmessung zu saure Werte ergibt; siehe dazu das Special »Wie übersäuert sind Sie?« auf Seite 20 ff.) zusätzlich 3-mal täglich 1 Teelöffel eines Basenpulvers (siehe Seite 101 f.) ein.

Der Tagesablauf

- Schlafen Sie am Morgen aus, ohne den Wecker zu stellen. Von Vorteil ist es, wenn Sie am Abend vorher nicht zu spät ins Bett gehen und auf Alkohol verzichten.
- Springen Sie nicht sofort hektisch aus dem Bett

(womöglich mit dem Gedanken: »Jetzt muss ich mich beeilen, sonst schaffe ich mein Schönheitsprogramm nicht.«), sondern räkeln Sie sich gemütlich und trinken Sie noch im Bett 1 Tasse Tee, den Sie bereits am Abend vorher zubereitet und in einer Thermoskanne warm gehalten haben. Hören Sie Musik und/oder lesen Sie ein wenig.

▶ Duschen Sie nach dem Frühstück und erfrischen Sie sich dann mit einer Ganzkörper-Abwaschung (Anleitung siehe Seite 106 f.). Trocknen Sie sich nicht ab, sondern wickeln Sie sich in ein großes Badetuch oder einen kuscheligen Bademantel und ruhen Sie noch für 30 Minuten im Bett oder auf der Couch nach.

Tipp

Dieses Programm können Sie ohne weiteres auch zu einer ganzen Entsäuerungs-Kurwoche ausdehnen, die Sie zu Hause oder im Urlaub durchführen. Wenn Sie zusätzlich an Gewicht verlieren möchten, können Sie die Zeit dazu nutzen, indem Sie ein Heilfasten durchführen.

▶ Reinigen Sie dann Ihr Gesicht mit einem milden Gesichtswasser, machen Sie eventuell ein Gesichtsdampfbad (wenn Sie nicht zu erweiterten Äderchen neigen) und tragen Sie eine pflegende Gesichtsmaske auf.

Diese Maßnahmen kurbeln die Durchblutung, die Entschlackung und Entsäuerung über die Haut an.

▶ Gönnen Sie sich nun einen kleinen Spaziergang oder einen Ausflug per Fahrrad oder genießen Sie einfach das Nichtstun.

▶ Bereiten Sie Ihr Mittagessen mit Muße zu. Falls Ihnen das zu viel Aufwand ist, gehen Sie auswärts essen. Inzwischen gibt es viele (auch rein vegetarische) Restaurants, die herrliche Salate und Gemüsegerichte anbieten. Legen Sie sich nach dem Mittagessen für 30 Minuten hin. Möglicherweise schlafen Sie fest ein und wachen erst nach 2 Stunden auf – das kann ein Zeichen dafür sein, dass Sie ein Schlafdefizit haben – gut, dass Sie es endlich auffüllen.

Lassen Sie Phasen der Aktivität mit Phasen der Ruhe abwechseln. Das dient sowohl der Entspannung als auch der Anregung von Körper und Geist.

▶ Legen Sie nun eine Augenkompresse mit Kamillentee auf. Dafür tauchen Sie einen Waschlappen in warmen Tee (die Temperatur muss gut verträglich sein), drücken ihn etwas aus und legen ihn für etwa 10 Minuten auf die geschlossenen Augen.

▶ Verbringen Sie den Nachmittag mit angenehmen Beschäftigungen, lesen Sie oder hören Sie Musik und trinken Sie immer wieder 1 Tasse Tee oder 1 Glas Wasser bzw. Fruchtsaftschorle. Jetzt finden Sie vielleicht auch die Zeit, einmal die eine oder andere Entspannungsmethode auszuprobieren, die auf den Seiten 90 f. vorgestellt wurden.

▶ Vor dem Zubettgehen lassen Sie sich zum Tagesabschluss ein wohltuendes, entsäuerndes Vollbad (zum Beispiel mit 50 bis 100 g Natron) einlaufen – der Tag soll entspannt ausklingen.

Rezepte zur gezielten Entsäuerung

Im Folgenden finden Sie einige Anregungen für eine basenreiche Ernährung. Es werden jeweils zwei Varianten für das Frühstück, den Snack für Zwischendurch, die Hauptmahlzeit sowie für das Dessert vorgestellt. Es sind wie gesagt nur Anregungen, die Sie auf den Geschmack bringen sollen.

Die Mengenangaben gelten jeweils für 2 Personen, die Kalorienangaben für 1 Person.

Frühstück 1: Eier mit Vollkornbrot und Hüttenkäse (ca. 280 kcal)

Die hart gekochten Eier können Sie in Scheiben schneiden und auf den Hüttenkäse legen.

Zutaten: 2 Eier, 1 Prise Salz, schwarzer Pfeffer aus der Mühle, 2 Scheiben Vollkornbrot, 2 TL halbfetter Hüttenkäse

▶ Eier je nach Wunsch hart (8 bis 10 Minuten, je nach Eigröße) oder weich (3 bis 4 Minuten, je nach Eigröße) in kochendem Wasser ziehen lassen, dann abschrecken. Die Eier pellen und sehr sparsam mit Salz und/oder frisch gemahlenem Pfeffer bestreuen.

▶ Die Brotscheiben mit dem Hüttenkäse bestreichen und zusammen mit den Eiern essen.

Frühstück 2: Bananen-Kiwi-Müsli (ca. 310 kcal)

Zutaten: 1 reife Banane, 1 Kiwi, 50 g Vollkornhaferflocken, 1/4 l Milch

▶ Banane schälen und in fingerdicke Scheiben schneiden. Kiwi halbieren und mit einem Löffel aushöhlen. Fruchtfleisch in kleine Stücke schneiden.

▶ Obststücke mit Haferflocken und Milch in eine Schale geben und vorsichtig verrühren.

Gut schmeckt anstelle der Kiwi auch 1 Orange oder 1 Aprikose.

Snack 2: Überbackener Vollkorntoast mit Ananas (ca. 410 kcal)

Zutaten: 2 Scheiben frische Ananas, 2 Scheiben Vollkorntoast, 1 Scheibe magerer gekochter Schinken, 30 g Chester-Halbfettkäse

▶ Von der Ananas Strunk und Schale entfernen und das Fruchtfleisch in Scheiben schneiden.

▶ Vollkorntoast mit jeweils der Hälfte des Schinkens belegen. Je 1 Ananasscheibe und darauf je 15 Gramm Chesterkäse geben.

▶ Toasts auf einem Rost auf der mittleren Schiene

des vorgeheizten Backofens bei 160 °C 10 Minuten backen, bis der Käse geschmolzen ist.

Snack 1: Pumpernickel mit Frischkäse (ca. 350 kcal)

***Zutaten:** 4 Scheiben Pumpernickel, 60 g halbfetter Frischkäse mit Kräutern, 1 Kiwi, 1 Orange*

Wem der Pumpernickel zu streng schmeckt, kann auf Roggen- oder Vollkornbrot ausweichen.

▶ Pumpernickel mit Frischkäse bestreichen.

▶ Kiwi und Orange schälen. Kiwi in Scheiben schneiden, Orange filetieren. Kiwischeiben auf dem Frischkäse verteilen, Orangenfilets dazu essen.

Hauptmahlzeit 1: Chinesisches Pfannengemüse (ca. 520 kcal)

***Zutaten:** 1 Stange Porree, 1 Möhre, 1 Zwiebel, 2 Knoblauchzehen, 150 g frische Champignons, 150 g frischer Blattspinat, 200 g Rinderfilet oder Hüftsteak, Salz, 100 g Glasnudeln, 2 EL Sesamsamen, 2 EL Sesam- oder Distelöl, flüssiger Süßstoff, frisch gemahlener Pfeffer aus der Mühle, 2 EL Sojasauce, 1 Bund Schnittlauch*

▶ Porree und Möhre putzen, waschen und in Streifen schneiden. Zwiebel und Knoblauch abziehen. Zwiebel in Ringe schneiden, Knoblauch fein würfeln. Champignons mit einem Küchenkrepp säubern und anschließend in Scheiben schneiden. Spinat verlesen und waschen.

▶ Rinderfilet bzw. Hüftsteak in dünne Scheiben schneiden.

▶ 1/2 Liter Wasser mit 1/2 Teelöffel Salz aufsetzen. Wenn es kocht, die Glasnudeln zufügen und etwa 4 Minuten gar ziehen lassen.

▶ Sesam ohne Fett in einer Pfanne anrösten und wieder herausnehmen. Nun in derselben Pfanne 1 Esslöffel Öl erhitzen und unter Wenden darin die Fleischstreifen kräftig anbraten. Das Fleisch aus der Pfanne nehmen.

▶ Gemüse in die Pfanne geben und mit dem restlichen Öl anbraten. Mit 2 Spritzern Süßstoff, Salz, Pfeffer und Sojasauce kräftig würzen. Das Ganze etwa 5 Minuten lang köcheln lassen und eventuell 1 Esslöffel Wasser zufügen.

▶ Glasnudeln und Fleisch hineingeben. Alles nochmals gut verrühren.

▶ In der Zwischenzeit den Schnittlauch waschen und in feine Röllchen schneiden.

▶ Pfannengemüse auf 2 Tellern anrichten. Sesam und Schnittlauchröllchen darüber streuen.

Hauptmahlzeit 2: Geschmorter Sellerie (ca. 360 kcal)

Zutaten: 500 g Fleischtomaten, 250 g Knollensellerie, 1 Knoblauchzehe, 1 Zwiebel, 2 EL Olivenöl, 3 Salbeiblätter, 1 TL Rosmarin, 2 EL Balsamicoessig, frisch gemahlener Pfeffer, Salz, einige Spritzer flüssiger Süßstoff

▶ Tomaten waschen, mit kochendem Wasser übergießen, kalt abschrecken und enthäuten. Sellerie schälen und in Scheiben schneiden. Knoblauch und Zwiebel abziehen und würfeln.

▶ Öl in einer Pfanne erhitzen und die Selleriescheiben darin 4 Minuten anbraten. Zwiebel- und Knoblauchwürfel dazugeben.

▶ Salbei hacken und mit Tomaten, Rosmarin und Balsamicoessig zum Sellerie geben. Mit Pfeffer, Salz und flüssigem Süßstoff abschmecken und etwa 45 Minuten zugedeckt garen lassen.

Salat 1: Löwenzahnsalat (ca. 270 kcal)

Zutaten: 1 Bund frischer Löwenzahn (aus dem Bioladen oder vom Markt), 2 Scheiben Schinkenspeck, 1 Zwiebel, 2 EL Weißweinessig, 4 EL kaltgepresstes Olivenöl,1 Messerspitze mittelscharfer Senf, frisch gemahlener weißer Pfeffer aus der Mühle, Salz

▶ Löwenzahn waschen, verlesen und gut trockentupfen. Blätter zerkleinern und in eine weite Salatschüssel geben.
▶ Schinkenspeck in kleine Würfel schneiden und in einer beschichteten Pfanne ohne Zugabe von Fett kurz anbraten. Würfel abkühlen lassen und auf den Löwenzahnblättern verteilen.
▶ Zwiebel abziehen und fein würfeln.
▶ Essig, Öl, Senf, Pfeffer und Salz zu einem cremigen Dressing verrühren. Zwiebelwürfel unterheben.
▶ Dressing über den Salat geben und vor dem Servieren etwa 10 Minuten ziehen lassen.

Salat 2: Vitalsalat mit Thunfisch (ca. 340 kcal)

Zutaten: 1 Ei, 1 Eichblatt- oder Kopfsalat, 1 rote Paprikaschote, 100 g frische Champignons, 1/2 Salatgurke, 2 mittelgroße Möhren, 1 Bund Lauchzwiebeln, 2 mittelgroße Tomaten, 250 g Naturjoghurt, 2 EL kaltgepresstes Olivenöl, 2 EL Balsamicoessig, Salz, frisch gemahlener Pfeffer aus der Mühle, 125 g Thunfisch in eigenem Saft (Dose)

Zum Vitalsalat passt ein Vollkornbrötchen, das man in die Sauce tunken kann.

▶ Das Ei 8 bis 10 Minuten hart kochen, in kaltem Wasser abschrecken, pellen und abkühlen lassen.
▶ Salat waschen und verlesen. Anschließend in

einer Salatschleuder trockenschleudern. Paprika waschen, entkernen und in Stücke schneiden. Champignons mit einem Küchenkrepp säubern und dann in dünne Scheiben schneiden. Salatgurke schälen und mit der Gemüseraffel in dünne Scheiben schneiden. Möhren waschen und in Scheiben schneiden. Lauchzwiebeln waschen, Grün großzügig entfernen, den Rest in feine Röllchen schneiden. Tomaten waschen, die Stielansätze entfernen und Tomaten vierteln.

▶ Für das Dressing den Joghurt gut mit Öl und Essig verrühren. Mit Salz und Pfeffer kräftig abschmecken.

▶ Salat und klein geschnittenes Gemüse unter die Salatsauce heben.

▶ Ei mit dem Eierschneider oder dem Messer in Scheiben schneiden.

▶ Thunfisch abtropfen lassen, zerpflücken und ebenfalls unter den Salat heben. Zum Schluss die Eierscheiben auf den Salat legen.

Dessert 1: Beerencocktail (ca. 110 kcal)

Zutaten: 350 g Beeren (etwa 100 g Himbeeren, 100 g Brombeeren, 150 g Johannisbeeren), flüssiger Süßstoff, 1/2 Zitrone, 20 g Mandelblätter

▶ Beeren waschen und gut abtropfen lassen. Johannisbeeren mit einer Gabel von den Rispen trennen. Beeren in eine Schüssel geben und mit einigen Spritzern Süßstoff beträufeln.

▶ Zitrone auspressen und den Saft über die Beeren geben.

▶ Beerencocktail mit Mandelblättern bestreut servieren.

Statt der Mandelblätter können Sie gehackte Pistazienkerne über den Beerencocktail geben.

Dessert 2: Knackiger Obstsalat (ca. 160 kcal)

Zutaten: 2 Kiwis, 1 Banane, 4 frische Feigen, 1/2 Honigmelone, 1 Orange, 1/2 Zitrone , 1 EL gehackte Haselnüsse

▶ Kiwis und Banane schälen, in feine Scheiben schneiden und in eine Schale geben. Feigen schälen, in kleine Stücke schneiden und dazugeben. Melone vierteln, entkernen und das Fruchtfleisch in kleine Stücke schneiden. Mit dem restlichen Obst vermengen.

▶ Orange und Zitrone auspressen. Den Saft zum Obst geben und das Ganze für 10 Minuten durchziehen lassen.

▶ Haselnüsse über den fertigen Obstsalat streuen und servieren.

Register

Warnhinweis

1. Die beigelegten Teststreifen dienen der bloßen Beobachtung und sind nicht für diagnostische Zwecke geeignet (auch kein In-vitro-Diagnostikum). Eine Diagnose können Sie durch Ihren Arzt oder direkt bei einem Labor durchführen lassen.
2. Der Inhalt dieses Buches wurde sorgfältig recherchiert, trotzdem kann es nicht den individuellen ärztlichen Rat ersetzen. Autorin, Verlag und die Beauftragten des Verlages schließen deshalb jede Haftung für Sach-, Personen- und Vermögensschäden aus.
3. Teststreifen dürfen nicht im oder am Körper verwendet werden
4. Teststreifen unbedingt außerhalb der Reichweite von Kindern aufbewahren!